DE

LA VIANDE CRUE

(MUSCULINE - GUICHON)

ET DES

POTIONS ALCOOLIQUES RECONSTITUANTES

PRÉPARÉES

A l'Abbaye de N.-D-des-Dombes, par Villars (Ain)

DE

LA VIANDE CRUE

(MUSCULINE GUICHON)

ET DES

POTIONS ALCOOLIQUES RECONSTITUANTES

PRÉPARÉES

A l'Abbaye de N.-D.-des-DOMBES, par Villars (Ain)

TRAITEMENT

DE LA PHTHISIE PULMONAIRE

DES MALADIES CONSOMPTIVES

DES DÉBILITÉS NATURELLES OU ACQUISES

ET DE QUELQUES AUTRES MALADIES AIGUES OU CHRONIQUES

de l'enfance et de l'âge adulte

Scire volunt ut benefaciant,
et hoc..... caritas est.

PARIS

J.-B. BAILLIÈRE ET FILS

LIBRAIRES DE L'ACADÉMIE IMPÉRIALE DE MÉDECINE

Rue Hautefeuille, 19, près du boulevard St-Germain

LONDRES	MADRID
Hipp. BAILLIÈRE, 249, Regent street	C. BAILLY-BAILLIÈRE, plaza de Topete

LEIPZIG, E. JUNG-TEUTTEL, 10, QUERSTRASSE

1870

AVIS

— Nous prions instamment les Médecins, dont un grand nombre attend depuis longtemps ce travail, de vouloir bien lire spécialement le chapitre relatif aux *Potions alcooliques* (page 37) et de ne juger ou de n'entreprendre le traitement qu'après en avoir pris connaissance dans tous ses détails.

— Nous regrettons d'avoir à rappeler ici qu'une foule de préparations se produisent avec la prétention de remplacer et même de surpasser la viande crue ou la *Musculine-Guichon*, et de suffire *seules* au traitement inauguré par M. le Professeur Fuster (de Montpellier). Nous prions nos lecteurs de se tenir en garde contre de telles exagérations.

— Nous rappelons enfin que la *Musculine-Guichon* fabriquée dans notre Monastère sous la direction d'un Pharmacien est la *seule* préparation connue de viande crue *en nature*, et que nos *Potions alcooliques* sont les *seules authentiques*. (Voir pages 52 et 69.)

TOUS LES ANS

Il décède en France plus de *cent mille Phthisiques.* — En Angleterre, *soixante-quinze mille,* — dans la seule ville de Paris, plus de *huit mille !* — dans celle de Londres, *onze mille !*
En Allemagne la proportion est encore plus élevée !

Ces chiffres lugubres, tout affligeants qu'ils soient, ne sont pas exagérés; celui que nous inscrivons pour la France est même au-dessous de la vérité. Les statistiques évaluent le chiffre des décès pour cause de phthisie pulmonaire au 5e environ du chiffre des décès pour toutes causes réunies. (*Voir* BOUDIN,— A. BECQUEREL, — NIEMEYER, — GRAVES, etc.)

Or, il meurt en France, chaque année, en moyenne, huit cent mille individus, dont le cinquième, c'est-à-dire 160,000, devrait être mis au compte de la PHTHISIE, *si nous ne préférions diminuer ce chiffre, à défaut de statistique aussi précise pour la France qu'elle l'est pour l'Angleterre.*

On verra plus loin le chiffre sinistre des seuls hôpitaux de Paris *(page 51).*

Aux nombreuses personnes, familles ou communautés atteintes ou menacées de cette grave maladie, nous dédions cet écrit rédigé et mis au courant des plus récentes découvertes de la science, avec le concours de plusieurs médecins.

AUX MÉDECINS

ET

AUX MALADES

C'est contribuer au progrès et c'est faire le bien que de propager les découvertes utiles, celles même qui semblent à première vue n'avoir pour objet que l'amélioration de la vie matérielle de l'homme. Si l'on y réfléchit, c'est une des lois pratiques du progrès dans les sociétés, que d'atteindre aux intérêts élevés de l'ordre moral par les bienfaits rendus dans un ordre de choses plus à notre portée, l'ordre physique ou matériel.

Mais, hâtons-nous de le reconnaître, ce principe, vu de cette hauteur, n'est vrai, toutefois, qu'à la condition expresse, pour les auteurs ou les vulgarisateurs de ce progrès, de ne proposer que des découvertes sérieuses, pratiques et utiles, dont l'application puisse donner toujours, autant qu'il est possible, des résultats essentiellement ou moralement bons :

Nisi utile est quod agimus, vana est gloria nostra.

Nous avons la confiance que nous ne sortons pas de ces respectables limites en faisant connaître, par les moyens ordinaires de publicité, et en propageant, sous notre garantie : — 1° une préparation alimentaire et médicinale destinée, nous n'en pouvons plus douter, à rendre les plus importants services aux malades ; — 2° un traitement spécial, officiellement institué et reconnu comme très-utile et le plus souvent efficace contre quelques-unes des plus redoutables maladies qui affligent l'humanité.

Nous n'avons pas cependant la prétention de doter l'art de guérir de *spécifiques* nouveaux, décorés de quelques noms pompeux, et dont la science, d'ordinaire, n'a guère à profiter. Nous serons plus réservés ; et même, après bien des efforts, ne dussions-nous avoir pour notre part que le faible mérite et le rare bonheur d'avoir enrichi la pratique de l'Art de ressources au moins *utiles*, ou d'avoir ramené au cœur de quelques affligés cette douce espérance qui *guérit quelquefois et console toujours,* nous nous estimerions assez récompensés, et nous demanderions que, pour le reste, on nous sût gré, du moins, de notre bonne volonté.

Toutefois, disons-le avec plus d'assurance, nous espérons beaucoup mieux que cela des moyens que nous allons proposer, car l'expérience déjà faite et les succès obtenus ont une valeur indéniable que nos lecteurs vont bientôt apprécier.

Nous nous attendons bien, il est aisé de le prévoir; qu'il va falloir nous heurter contre une désolante routine, et cette répulsion si commune aujourd'hui vis-à-vis des remèdes nouveaux,—nous heurter aussi contre ce sceptique découragement, plus fâcheux encore, et cette défiance de soi-même et de l'Art, dont les Médecins eux-mêmes ne savent pas toujours s'affranchir quand il s'agit de maladies réputées incurables.

Mais écoutons un instant, sur ce sujet, le savant Hufeland, l'une des plus grandes figures médicales du commencement de ce siècle :

« Je regarde, dit-il, comme un devoir important du méde-« cin de ne jamais perdre l'espoir ni le courage. Notre vie est « trop courte pour nous permettre de jamais affirmer avec « certitude qu'il n'y a plus de ressources pour un malade. La « nature a de puissants moyens pour ranimer la vie : *natura « sanat, medicus curat morbos*. C'est à l'art à lui venir en aide « par tous les expédients que suggèrent aisément à un homme « épris de son devoir ces situations si pénibles. Se rebuter ou « demeurer spectateur oisif, c'est renoncer à sa mission de « charité ; annoncer la mort, c'est la donner. » (*Enchiridion medicum.*)

Ce grand praticien, fidèle à ses principes, parlant ailleurs de la *phthisie pulmonaire*, ne craint pas d'ajouter ces lignes que Bayle et Laënnec, auteurs de la triste et fatale doctrine de l'incurabilité de la phthisie, auraient pu connaître et dû méditer : « Toute *phthisie*, même la purulente, est curable : des

« faits authentiques me l'ont démontré sans réplique. Ainsi ne « perdons jamais ni l'espérance ni le courage, et faisons tout « ce qui dépend de nous pour atteindre le but. » (*Ibid.* art. Phthisie).

La phthisie peut guérir! — Aveu solennel recueilli de la bouche d'un grand médecin, avant même qu'il eût pu soupçonner les derniers progrès de la science.

Un autre praticien distingué, qui, au sein de l'Ecole de Paris, professe la même foi dans le perfectionnement du traitement de la phthisie, s'exprime ainsi :

« Beaucoup d'élèves, en quittant l'hôpital, emportent de la « *phthisie* l'idée d'une fatalité inexorable. Il semble que sur le « front de chaque malheureux atteint de cette maladie on lise « l'inscription tracée sur la porte de l'enfer par le poète ita- « lien : *Lasciate ogni speranza.* Eh bien! non, il ne faut pas « désespérer : la phthisie peut guérir, elle guérit même plus « souvent qu'on ne pense. » (Noël Guéneau de Mussy, *Leçons sur la tuberculisation pulmonaire*. Paris, 1860.)

«.... Il faut réagir de toutes ses forces contre cette tendance « fataliste, ajoute encore un éminent professeur de Mont- « pellier, et les résultats que nous obtenons tous les jours « nous affermissent dans la pensée consolante que la phthisie, « loin d'être placée en dehors des ressources de l'art, est, au « contraire, une des maladies dans lesquelles il peut interve- « nir le plus utilement. » (Fonssagrives, *Thérapeutique de la phthisie*, 1866.)

M. le professeur Fuster (de Montpellier) est encore plus confiant et plus affirmatif; nous exposerons plus loin et avec détail son opinion bien arrêtée et les importants travaux qui la motivent.

Mais parmi les témoignages les plus consolants, émanés d'illustres représentants de la science, il n'en est peut-être pas qui ait plus de valeur que celui du célèbre Graves; il se trouve consigné dans ses *Leçons cliniques*, dont Trousseau a écrit; « J'ai sans cesse lu et relu l'œuvre du grand praticien de Dublin; je m'en suis inspiré; je ne puis m'empêcher de relire constamment un livre qui ne quitte jamais mon bureau. »

Voici les paroles du grand clinicien :

«... Sachez bien que vous ne devez jamais abandonner les « phthisiques, ni renoncer à toute espérance; j'ai vu la guéri- « son survenir dans des cas très-graves, même lorsque l'expec- « toration était depuis longtemps *purulente* et que le poumon « était *creusé de cavernes*,... plusieurs de ces guérisons ont eu « lieu chez des sujets évidemment *scrofuleux*, appartenant à « des familles déjà décimées par la phthisie... » (*Clinique médicale*, tome II, 1863).

Voilà ce qu'ont pensé et ce qu'ont écrit des autorités imposantes. Voilà aussi ce qui nous a beaucoup encouragés à entreprendre ce travail et à adopter, après un mûr examen, le traitement que nous prenons à cœur de vulgariser.

Maintenant donc, que tous, Médecins et malades, veuillent lire attentivement cet écrit, peser les faits et les témoignages que nous donnons à l'appui, et qu'ensuite, avec cette confiance et cette persévérance qui rendent possible ce qui semblait ne point l'être, ils se mettent à l'essai sans défiance et sans prévention.

Nous serons sobres de théories, relativement surtout à la *phthisie* pulmonaire. L'Académie se trouve saisie, depuis plus d'une année, de cette haute et difficile question, et, sans préjuger les décisions de sa vénérable expérience, nous nous contenterons d'exposer succinctement la doctrine des maîtres et la pratique du professeur éminent que nous prenons pour guide. Laissons donc les théories, et reconnaissons sans détour que, sur ce point comme sur bien d'autres, la science n'est pas encore mûre pour édifier irrévocablement des dogmes immuables et pour imposer son symbole. La médecine n'est encore qu'un art, et elle ne saurait procéder par voie d'intuition ; c'est par les faits qu'elle s'enrichit et se coordonne ; c'est donc aux faits qu'il appartient en définitive d'établir le progrès et la vérité. Ils abondent en notre faveur, et nous en citerons quelques-uns des plus instructifs et des plus authentiques. C'est, au reste, le seul langage qui soit à la portée de la majorité des lecteurs, et nous sommes redevables aux ignorants aussi bien qu'aux savants. Or, par cette méthode simple aussi bien que loyale, nous servons beaucoup mieux les intérêts de tous, car enfin.... GUÉRIR, c'est bien sans doute le souhait et des uns et des autres : *antè omnia, cura* (Hippocr.). Qu'importent à celui qui va périr les systèmes et les théories....., pourvu qu'on lui donne à temps le remède?...

Nous diviserons cet écrit en deux chapitres. Dans le premier, nous traiterons de la *viande crue* et de la seule préparation acceptable qui aujourd'hui la représente, c'est-à-dire la

Musculine-Guichon. Nous parlerons, en passant, de sa *composition*, de sa *valeur*, et nous nous étendrons avec tout le soin désirable sur ses *indications*.

Dans le second, il sera question des *Potions alcooliques*, complément indispensable de la viande crue dans le traitement de la *phthisie pulmonaire* et des maladies consomptives. Mais nous ne saurions trop le redire, dans le plus grand intérêt de la dignité de l'art et de la sécurité des malades, il ne s'agit pas ici de remèdes ni de traitement *spécifiques;* non, et nous repoussons formellement ces qualifications mensongères. Il n'y a d'autre traitement, pour la phthisie pulmonaire et les maladies consomptives, que celui des indications. La *viande crue* et les *potions alcooliques* sont, il est vrai, d'excellents médicaments et la base du traitement, mais ils ne constituent pas *seuls* une *médication*. La thérapeutique, ici comme ailleurs, doit être active, vigilante, armée contre toutes les complications. Elle n'appartient qu'au seul médecin, et, s'il n'est pas attentif à tout l'ensemble des *indications*, des *contre-indications*, des précautions hygiéniques et des moyens thérapeutiques exposés avec soin dans ce chapitre, il ne recueillera qu'insuccès et déceptions.

Nous donnerons enfin, relativement à chacune de nos préparations, une série de témoignages authentiques dont nous recommandons instamment la lecture.

CHAPITRE PREMIER

VIANDE CRUE

OU

MUSCULINE-GUICHON

§ I. — Historique. — Si nous remontons au delà de trente à trente-cinq ans le cours de ce siècle, nous trouvons qu'il est à peine question, en médecine, de l'emploi de la *viande crue*.

Celse, l'*Hippocrate latin* et le *Cicéron de la médecine*, avait bien écrit, dix-huit cents ans avant nous, dans son immortel traité *de re medica : res eadem majis alit* JURULENTA *quàm* ASSA. Mais cet aphorisme, déjà suffisamment lumineux, était demeuré jusqu'à nos jours enfoui dans la tradition et tout à fait oublié.

Weisse, médecin en chef de l'hôpital des enfants à Saint-Pétersbourg, eut, le premier en Europe, la bonne inspiration d'inaugurer empiriquement le régime et la médication par la chair crue, usitée depuis un temps immémorial en Russie.

Les résultats de cette pratique furent d'abord si avantageux dans le traitement de certaines maladies des enfants, que, sous le patronge de Récamier, de Trousseau et surtout de M. le professeur Fuster (de Montpellier), elle ne tarda pas à être introduite et méthodisée en France; elle s'y est même si bien naturalisée, à l'aide de si imposantes autorités, qu'aujourd'hui le dernier survivant de ces trois illustres maîtres lui a fait un rang important dans le traitement des maladies les plus redoutables de l'enfance et de l'âge adulte.

Mais un grand obstacle se dressait, jusqu'à présent, en face des médecins et des malades, quand il s'agissait de prescrire la *viande crue, en nature;* une répugnance insurmontable, avec laquelle il faut toujours compter, arrêtait trop souvent les malades et leur ôtait le bénéfice de ce puissant aliment, avec l'espoir d'une guérison plus rapide.

De ces inconvénients sont nés les *Sirops* et *Tablettes de viande*, d'*Osmazôme*, de *Gélatine*, de *bouillon réduit*, les *Extraits de viande* de Proust et Parmentier et de leurs modernes imitateurs, etc,..... et une foule d'autres produits industriels, de peu ou point de valeur thérapeutique, obtenus par la chaleur, et ne conservant plus, précisément à cause de ce mode défectueux de préparation, les principes actifs si délicats et si précieux de la viande crue.

Après ces préparations faites à chaud, aujourd'hui pour la plupart tombées dans l'oubli, sont venus les *Sirops de viande* faits *à froid* (formule Réveil), la *Conserve de Damas* (Trousseau), et mille autres formes de déguisement, ne dissimulant que très-imparfaitement le goût nauséabond de la chair crue.

Enfin, plus récemment, la préparation la plus sérieuse et la seule qui réalise un véritable progrès, la MUSCULINE-GUICHON, dont nous allons parler avec plus de détails.

La MUSCULINE-GUICHON (du nom de l'inventeur), est une préparation alimentaire et médicinale, à base de chair musculaire CRUE, provenant de la partie la plus délicate et la plus estimée de la viande de bœuf de nos boucheries.

Le mot *Musculine* (dérivé de muscle), de création récente, sert à désigner chimiquement la *fibrine* obtenue de la chair musculaire crue, principe le plus nutritif de toutes les substances organisées, et à la distinguer de la *Fibrine du sang*, ou fibrine proprement dite, dont les propriétés ne sont pas identiques, et dont on a même nié le pouvoir nutritif. (Magendie, Claude Bernard).

En langage ordinaire, le mot *Musculine* désigne la chair musculaire mondée, ou plus simplement, la fibre musculaire qui la constitue essentiellement. D'autres caractères distinguent encore les deux fibrines qui entrent dans la constitution des solides ou des liquides de l'organisme, mais ce n'est pas ici le lieu de les détailler. Contentons-nous d'établir pratiquement que la chaleur sèche (viande rôtie), et que la chaleur humide (viande bouillie dans l'eau à 100°), altèrent notablement la fibrine musculaire; l'eau bouillante, surtout, la transforme en un produit d'altération s'approchant de la gélatine, et n'ayant, conséquemment, qu'une propriété nutritive bien amoindrie. Aussi, est-il généralement reçu que le *bouilli* est un aliment médiocre, et que le *rôti* est d'autant meilleur et d'autant plus digestible, qu'il est peu cuit et même saignant.

D'autre part, l'observation et l'expérience, à défaut de théorie, témoignent incontestablement de la supériorité de la viande crue, pour ce qui est de sa double propriété nutritive et digestible. Si l'usage veut que l'on donne la préférence à la viande cuite, c'est que la chaleur sèche y met en évidence certains principes sapides et aromatiques (*créatine*, *acide inosique*, etc...), qui en relèvent très-agréablement la saveur, bien qu'ils ne jouent qu'un rôle secondaire dans l'alimentation, en stimulant les nerfs du goût, et en excitant la secrétion de la salive et des sucs gastriques.

Mais comment l'estomac réagit-il en présence de la chair crue, pour qu'il la digère si promptement et si facilement?...., La chimie, qui veut tout expliquer, souvent n'explique rien;

la réponse, à notre avis, implique des connaissances qui ne sont pas à la portée de la science actuelle; contentons-nous, sur ce point, des données de l'empirisme, et constatons que des estomacs maladifs, qui ne digèrent plus aucune substance alimentaire, s'accommodent très-bien de la viande crue, et que l'usage de celle-ci pendant quelque temps a pour résultat presque immédiat de ramener l'appétit, de relever promptement les forces, de contribuer puissamment à la guérison d'un grand nombre de maladies, et même, très-souvent, d'être l'agent exclusif de cette guérison.

Instruits par ces faits, Weisse et bon nombre de médecins après lui, ont réfléchi sur les opportunités du traitement par la chair crue, et, dans les mains habiles des maîtres illustres que nous avons cités plus haut, cette substance s'est transformée en véritable agent thérapeutique, dont les résultats sont aujourd'hui aussi étonnants qu'ils sont indiscutables.

§ II. — Composition. — La fibre musculaire crue, quelque attention que l'on mette à la bien choisir, et quelque soin que l'on prenne, par les procédés ordinaires, pour la réduire en pulpe, retient toujours et nécessairement une assez forte proportion de principes étrangers, qui fatiguent en pure perte l'estomac et échappent à l'acte digestif.

C'est donc ici surtout qu'apparaît la convenance d'une préparation de chair crue, plus en harmonie avec les besoins des malades et les progrès de la thérapeutique, et que se révèle aussi, nous le disons avec conviction, la supériorité incontestable de la Musculine-Guichon.

La constitution chimique de la chair musculaire est très-complexe et son altérabilité très-grande, ce qui d'ailleurs s'observe à l'égard de toutes les substances organiques animales, dont le caractère propre est d'être précisément en état permanent de transformation, ce qui implique une constitution fugitive et instable au plus haut degré pendant la vie; cette instabilité même persiste et augmente encore après la mort, d'où les difficultés que présentent encore la conservation des substances alimentaires animales, et spécialement de la chair crue.

Trois obstacles devaient être levés tout d'abord, avant d'arriver à une bonne préparation :

1° Monder la chair crue de ses éléments inertes et réfractaires à la digestion, et augmenter ainsi, pour un même volume ses effets nutritifs.

2° Dissimuler, autant que possible, le goût et l'origine du produit, de manière à le faire aisément agréer de tous les malades.

3° Assurer sa conservation.

Or, la *Musculine-Guichon* réalise admirablement cette triple condition de succès et ce triple progrès.

Par des procédés de broiement et de triage très-minutieux et rapides, on parvient d'abord à éliminer du poids brut de la chair crue, une proportion de 30 °/₀ de parties solides : (*tissu cellulaire, — une partie de la graisse, — aponévroses, — débris de tendons, de vaisseaux et de nerfs*), tous éléments inertes, peu ou point assimilables, et réfractaires à la digestion. Par une seconde opération, on élimine, en moyenne, une proportion de 25 à 30 °/₀ d'eau libre ou d'humidité naturelle à la viande, autre élément inerte qu'il fallait dégager en partie.

Ainsi, les *Tablettes* de viande crue ou de *Musculine,* du poids de 2 grammes, contenant chacune 1 gr. 50 centig. de *Musculine*, ou 75 °/₀ de la substance organisée la plus assimilable, la plus *conforme en nature* (1) avec les tissus qui soit connue,

(1) C'est l'expression de Galien qui appréciait la valeur des substances alimentaires par la *conformité de leur nature* avec les tissus organiques qu'elles doivent entretenir ou remplacer dans le composé vivant.

représentent la substance nutritive et *seule assimilable* (1), de 3 gr. 50 centigr. de chair musculaire de bœuf à l'état frais, et constituent ainsi un produit alibile de premier ordre, éminemment apte à restaurer énergiquement les forces, tout en n'imposant aux organes qu'un travail très-facile.

Restait encore à assurer à ces tablettes le mérite d'une forme et d'un goût agréables, avec le privilége d'une *conservation* indéfinie. C'est à quoi l'inventeur a donné tous ses soins, et nous osons le dire, avec un complet succès.

La *Musculine-Guichon* est inaltérable aux diverses températures, et même à l'humidité. Les expériences faites en France et à l'étranger par une multitude de médecins et de malales, en sont la preuve irrécusable; mais il serait trop long de les consigner ici.

§ III. — Valeur thérapeutique. — Il est aisé de comprendre maintenant que, dans ces conditions tout exceptionnelles de perfection, la *Musculine-Guichon* ait été accueillie avec la plus grande sympathie par les sommités médicales de Paris et par un bon nombre de praticiens éminents de la France et de l'étranger. Tous ont été convaincus que cette préparation l'emporte de beaucoup sur toutes celles du même genre qui ont été proposées ou usitées jusqu'à ce jour. Les organes les plus sérieux de la presse médicale en ont également parlé avec une faveur très-marquée, et même des publications étrangères à l'Art lui ont spontanément accordé leurs éloges et leur publicité (2).

(1) Nous disons *seule assimilable*, par opposition seulement aux matières inertes désignées plus haut, sauf la graisse, qui joue un rôle important dans la calorification vitale.

(2) Voir *l'Officine* de Dorvault, — le *Dictionnaire de thérapeutique* de MM. Bouchut et Desprès (articles : Entérite, Musculine, Viande).— Le *Dictionnaire de médecine, de chirurgie. de pharmacie, etc.*, de MM. Littré et

Ce n'était pas en effet, une médiocre difficulté, demeurée insoluble jusqu'à nos jours, que d'arriver, *sans le concours de la chaleur, à la température de l'air ambiant, et sans mélange ni contact d'aucun agent chimique*, à conserver entièrement, *tous les principes élémentaires essentiels de la viande crue, non pas à l'état de réduction ou* D'EXTRAIT (résultat sans valeur pour notre but), mais à l'état *naturel* de viande *fraîche*, reconnaissable même à l'œil nu, et avec le privilége inappréciable d'une *stabilité* indéfinie.

C'est grâce à cette préparation *toute naturelle*, et grâce aussi à sa riche composition, que la *Musculine-Guichon* tend de plus en plus à se substituer dans la pratique aux nauséabondes préparations de chair crue usitées jusqu'à ce jour avec de très-grands avantages, mais aussi avec d'insurmontables inconvénients.

Cette richesse exceptionnelle explique aussi avec combien de vérité nous avons pu dire et nous pouvons répéter ici qu'elle dépasse de beaucoup en valeur nutritive tous les aliments connus et tous les produits de l'industrie préconisés jusqu'à ce jour pour leurs propriétés analeptiques.

En effet, la *Musculine* ou fibre musculaire crue, mondée de toutes ses parties inertes et débarrassée d'une partie de son eau de constitution, est de tous les aliments le plus substantiel, le plus digestible et le mieux assimilable, l'aliment *plastique* par excellence, le type des analeptiques *fibrineux* (Barbier, — Fonssagrives), c'est-à-dire l'aliment reconstituant des tissus, le

Robin, 12e édit., Paris, 1865, art. Viande. — *Formulaire du médecin praticien*, par le Dr Bossu. — *Annuaire du médecin praticien*, par le Dr Mary-Durand. — On peut consulter aussi de nombreux articles sur cette préparation, dans le *Courrier médical*, l'*Evénement médical*, l'*Union médicale*, la *Revue de Thérapeutique*, le *Journal de Médecine pratique*, la *Gazette de Santé*, la *Gazette Médicale* de Lyon, le *Sud Médical* de Marseille ; voir encore la savante monographie du Dr Luppi (de Lyon) : *de l'Alimentation par la Viande crue*, excellent travail, tout favorable à la *Musculine-Guichon*, etc.

tonique analeptique *direct*, rendant presque d'emblée au sang les matériaux ou les éléments de réparation plastique et d'excitation vitale qui lui sont nécessaires pour accomplir sa mission dans l'intimité des tissus. Ce n'est plus ici un aliment quelconque à action lente et insensible, mais un véritable *médicament* qui suscite, dans bon nombre de maladies, des mutations brusques et très-souvent mesurables à l'œil. Sous son influence, les phénomènes de nutrition insterstitielle qui n'avaient pour matière, chez les individus exténués, qu'un *plasma* pauvre, liquide, dépouillé en partie de ses propriétés formatrices, recouvrent leur activité et leur perfection, et c'est merveille, quelquefois, de voir avec quelle puissance il infuse, pour ainsi-dire, la vigueur dans les organes appauvris (Fonssagrives).

Frappé des avantages de cette préparation pour les malades qui n'ont ni le courage ni la facilité d'entreprendre un traitement laborieux par la viande crue de ménage, et non moins satisfait des succès qu'elle lui a valus dans sa vaste pratique, concurremment avec les *Potions alcooliques*, M. le professeur Fuster (de Montpellier) remplace aujourd'hui la viande crue par la *Musculine-Guichon*, dans le traitement spécial qu'il a inauguré contre la *phthisie pulmonaire* et les *maladies consomptives*.

On trouvera ce sujet plus amplement traité dans le chapitre second.

§ IV. — Indications. — Entre le grand nombre d'indications auxquelles a répondu avec succès la *Musculine-Guichon*, nous devons distinguer dans ce travail celles qui sont *spéciales* à la *viande crue*, et celles qui exigent le concours des *Potions alcooliques*. Dans un certain nombre de maladies, surtout les maladies chroniques *consomptives*, dont il sera question dans le chapitre suivant, ce concours est nécessaire ; mais, dans beaucoup d'autres, il n'est pas aussi indispensable, et les *Tablettes de Musculine*, seules, suffisent au traitement.

Nous allons donc, pour la commodité des malades, spécifier séparément les principales indications de chacune de ces préparations, en commençant par la *Musculine*.

I

MALADIES DES ORGANES DIGESTIFS ET MALADIES QUI EN DÉRIVENT

Dyspepsies — Gastralgies — (Anémie — Vomissements nerveux — Chlorose) — Cancer de l'estomac — Lienteries de dentition et de sevrage — Diarrhées chroniques — Dyssenterie.

DYSPEPSIES. — Un des médecins les plus occupés de ces derniers temps (Chomel), a écrit dans son livre *Des Dyspepsies*, que parmi les personnes qui venaient le consulter, un cinquième au moins était atteint de dyspepsie. Les médecins observateurs et les nosologistes proclament tous les jours dans leur pratique ou écrivent dans leurs livres (Beau — *Traité de la Dyspepsie*), que la plupart de nos maladies actuelles n'ont souvent d'autre cause que les troubles fonctionnels ou les altérations organiques de l'estomac ; c'est à la souffrance, au dépérissement des forces, aux altérations du sang produites par ces troubles physiologiques d'un organe si important, qu'il faut rapporter un grand nombre d'états morbides qui viennent se greffer sur cette souche commune, cause directe ou occasionnelle de la plupart des maux qui nous affligent ; et c'est par une conséquence forcée, mais digne d'être signalée, que les médecins sont aujourd'hui, plus que jamais, entraînés à réduire presque toute leur thérapeutique à l'alimentation et aux agents reconstituants de l'organisme. La lecture du second chapitre de cet écrit en fournira une preuve encore plus évidente.

De la *dyspepsie* à la *gastralgie*, à l'*anémie*, aux *vomissements nerveux*, à la *chlorose*, aux *spasmes*, aux *troubles nerveux du cœur* et même à la *phthisie*, il n'y a pas si loin qu'on pense. Toutes ces affections ont des relations de dépendance dont il est aisé de se rendre compte. Les médecins anglais ont si bien reconnu avant nous, entre la *dyspepsie* et la *phthisie*, ce rapport de cause à effet, qu'ils n'ont pas hésité à faire une maladie spéciale de la dyspepsie parvenue à son dernier degré, et ils l'ont appelée *phthisie dyspeptique*. Cette dénomination, il est vrai, semblerait à première vue ne vouloir signifier qu'une forme de *cachexie* et d'émaciation ; mais les grands praticiens, les Allemands surtout, ne s'y sont pas mépris, et ils professent ouvertement qu'une des causes qui prédisposent le plus efficacement à la *phthisie*, même *tuberculeuse*, est le *mauvais état de la nutrition* et toute maladie qui a pour effet de miner la constitution. (Niemeyer — chap. de la *Tuberculose*).

C'est un fait d'expérience que plus le système digestif, plus la *force plastique* ont d'aptitude et d'activité, plus aussi toutes les autres fonctions sont régulières, coordonnées ; et plus, au contraire, le système nutritif sera pauvre et languissant, plus il y aura pénurie des matériaux de réparation...., plus aussi les autres fonctions de l'économie seront mobiles et irrégulières. De là les *gastralgies*, les *anémies* et toutes les conséquences que nous énumérions tout à l'heure. C'est le cas aussi de la *chlorose*, maladie si fréquente aujourd'hui. Le sang circule sans doute chez *la chlorotique*, mais il est sans plasticité et sans rutilance ; il circule en vain dans toute l'économie, sans rien fertiliser, rien donner, ni rien enlever ; les actes végétatifs sont enrayés, la chimie vivante est frappée d'inertie, et c'est alors aussi que les effets logiques du défaut de résistance vitale apparaissent avec la plus triste évidence. Les spasmes, les troubles nerveux du cœur et de l'encéphale ne sont que les moindres; on est en face d'un bien plus grand danger, si on ne s'empresse d'y pourvoir par une bonne médication, car s'il y a dans l'organisme quelque germe obscur et latent de *phthisie*, c'est alors qu'il reprend ou qu'il commence sa marche envahissante avec toute la série morbide d'altérations et de désordres qui mènent à la *consomption*. (*Phthisis chlorotica*, de Morton).

La première et capitale ressource contre des altérations organiques ou des désordres fonctionnels qui conduisent à de si redoutables suites, c'est l'*alimentation* (avec les ferrugineux, dans la chlorose), c'est la bonne et riche *assimilation*.

Telle nourriture, tel sang, disaient nos anciens, et nous pouvons ajouter : Tel sang, telle force de résistance à la puissance morbide, tel jeu et tel équilibre dans les fonctions et les ressorts de la vie.

La viande crue, ou *Musculine-Guichon*, est l'aliment réparateur par excellence, le plus complet des toniques analeptiques. Elle relève doucement et sans fatigue les forces allanguies de l'estomac; elle se digère, dans les cas de *gastralgie*, sans éveiller les susceptibilités ou les intolérances morbides de l'organe, véritables insurrections du système nerveux ganglionnaire ; elle calme et arrête les vomissements, redonne enfin promptement au sang appauvri les matériaux plastiques dont il a besoin pour accomplir ses importantes attributions, entretenir l'harmonie des fonctions et soutenir les forces de la vie.

Qui ne sait, en outre, combien un estomac qui fonctionne régulièrement pacifie et console toute l'économie ?

Cancer de l'estomac. — Tous les auteurs enseignent que la dyspepsie, la gastralgie et les vomissements sont souvent les premiers prodromes du *cancer de l'estomac*. On sait aussi que le lait et le bouillon constituaient jusqu'à présent toute la nourriture des malades atteints de cette grave affection. Les plus grands ménagements dans le régime sont ici d'une importance absolue ; mais heureusement nous pouvons, cette fois encore, affirmer que nos *Tablettes de Musculine* peuvent et doivent entrer dans ce régime et quelquefois même le constituer tout entier. Nous avons des cas qui ne nous laissent plus à cet égard le moindre doute.

Voici d'ailleurs ce qu'en pense un éminent professeur déjà cité :

« ..... Je ne sache pas qu'en France la viande crue ait été « employée comme traitement du *cancer de l'estomac ;* mais je « tiens d'un médecin distingué de la marine russe, le Dr Sibe- « riakoff, qu'à l'Université de Moscou, le professeur Auvert « emploie très-habituellement la viande crue dans cette mala- « die, et attribue à ce moyen le double avantage de *soutenir* « *les forces* et de *diminuer les vomissements,* ce dont on se rend « aisément compte en songeant au volume réduit de cette ali- « mentation analeptique. Il y aurait lieu d'essayer ce moyen « dans des circonstances analogues. » (Fonssagrives, *Hygiène alimentaire des malades,* 2e édition. Paris, 1867.)

Nous ajoutons que le succès sera plus certain dans les cas de cancer du *corps de l'estomac* que dans les cas de cancer des ouvertures.

LIENTERIES — DIARRHÉES. — Nous avons déjà dit que c'est à Weisse que revient l'honneur d'avoir fait ressortir les avantages de la viande crue et le parti véritablement héroïque qu'on en retire dans les diverses formes de la diarrhée aiguë ou chronique, chez les enfants et les adultes.

Trousseau, à l'Hôpital des enfants, et M. Fuster, à Montpellier, méthodisèrent le traitement, en déterminèrent scientifiquement les indications rationnelles, et depuis, il s'est insensiblement introduit dans la pratique ordinaire, au grand avantage des malades.

Aujourd'hui, MM. Blache, Barthez, Bouchut (1), Henri Roger, etc...., qui s'occupent spécialement des maladies des enfants, reconnaissent à la *Musculine-Guichon* une incontestable supériorité dans le traitement des *lienteries* de *dentition* et de *sevrage*, lorsque, par suite d'une alimentation vicieuse, du travail de la dentition, ou d'un sevrage prématuré, l'abondance des selles menace, si on n'y pourvoit de bonne heure, de plonger les petits malades dans la consomption et le marasme.

Elle m'a donné, disait Trousseau, de remarquables succès, et, grâce à elle, j'ai obtenu des guérisons dans des cas où tout espoir semblait irrévocablement perdu.

Certaines *diarrhées chroniques* des adultes qui se manifestent pendant la convalescence de maladies graves et de longue durée; d'autres qui sont la suite d'une alimentation insuffisante ou malsaine; quelques-unes qui suivent les dyssenteries contractées ou non dans les pays chauds; enfin les diarrhées liées à une simple irritation chronique de la muqueuse intestinale..., etc..., trouvent encore de grands avantages dans l'emploi de la viande crue ou des *Tablettes de Musculine.*

Dyssenterie. — Cette maladie est, après le choléra, la plus grave de toutes les maladies épidémiques. Les causes en sont très-obscures, et l'Art n'a pas encore de spécifique à lui opposer. Mais nous ne parlons ici ni de la dyssenterie épidémique, ni de la dyssenterie aiguë non épidémique, dans leur première période qui exige un traitement actif. Nous voulons seulement signaler les bienfaits de la *Musculine* dans la *dyssenterie chronique* et dans ces diarrhées simples et souvent *incoërcibles*, le plus commun des accidents que la dyssenterie laisse après elle, diarrhées produites par des lésions plus ou moins profondes, compliquées d'*hépatite* ou d'autres lésions du foie, quand elle a

(1) Bouchut, *Traité pratique des maladies des nouveaux-nés, des enfants à la mamelle et de la seconde enfance*, 5e édition, Paris, 1867.

été contractée dans les pays chauds, accompagnées enfin d'une irritation qui retentit sur toutes les fonctions digestives, amène des accidents qui épuisent les malades et les fait succomber avec tous les symptômes de la fièvre hectique et de la consomption.

Dans tous ces cas, la *Musculine* est héroïque et radicalement curative. « Aujourd'hui, dit un grand praticien, lorsque je suis « appelé à traiter une dyssenterie chronique, mon premier « soin est de prescrire un *régime animal.* » (Graves, *Leçons de clinique*, tome II.)

Dans ces mêmes circonstances, les *potions alcooliques* sont un adjuvant très-utile de la *Musculine*, et nous en disons autant de l'*entérite cholériforme*, de la *dyssenterie avec algidité* et meme du *choléra*, qui trouvent dans le maniement hardi des alcooliques leur remède le moins incertain, par la promptitude avec laquelle ils provoquent la réaction et réveillent les forces vives de l'organisme. (Fonssagrives.)

II

CACHEXIES ET DÉBILITÉS

Rachitisme. — Chlorose — Diabète sucré — autres Cachexies — Débilités.

Rachitisme. — Cette grave déviation de la nutrition normale, surtout en ce qui concerne le système *osseux*, est assurément l'une des maladies de l'enfance les plus dignes d'exercer la sagacité du médecin. C'est, en effet, le déshonneur d'un sang, et même d'une nation, que de voir fréquemment encore dans certaines contrées cette malformation hideuse qui a ses racines dans la misère et la malpropreté, et qui, à la beauté des lignes primordiales du type humain, substitue des formes raccourcies, heurtées, sans majesté comme sans proportion.

Le régime alimentaire qui, insuffisant ou mal dirigé, est une cause si puissante de *rachitisme*, en devient aussi fort heureusement le meilleur remède, quand la misère n'en neutralise pas les ressources.

C'est déjà faire entendre que parmi les maladies de l'enfance, le *rachitisme* est une de celles qui exigent plus impérieusement l'usage de la *Musculine-Guichon*. Elle réussira principalement chez les enfants sevrés prématurément, qui ne veulent pas reprendre le sein, et chez qui le lait de vache provoque des indigestions suivies de diarrhées incoërcibles. Cet aliment a le triple avantage de combattre le marasme, l'étiolement, la maigreur et la faiblesse qui caractérisent la première période du rachitisme ; d'enrayer la diarrhée fréquente au début, et surtout dans le cours de cette affection ; de modérer ou d'éteindre la fièvre hectique, et enfin de fournir à l'économie du phosphate de chaux pour compenser celui qui est éliminé en trop grande quantité par les urines.

Avec un régime fortifiant approprié, concurremment avec la *Musculine*, on ne doit pas oublier aussi le séjour à la campagne, ou du moins l'habitation dans une chambre saine, bien aérée et à plein soleil, un exercice gradué, des appareils orthopédiques convenables pour remédier à la déformation des membres, et l'usage, soit de l'*huile de poisson*, soit de *phosphate de chaux en poudre*, mêlé aux aliments.

Chlorose. — Nous avons déjà précédemment mentionné cette maladie comme conséquence des troubles digestifs et de l'anémie. Nous la rangeons avec quelques modernes parmi les *cachexies* ou les *anomalies de la nutrition* (Jousset, Niemeyer), bien que d'autres auteurs l'encadrent, bien ou mal, dans les maladies nerveuses. (Trousseau.)

La diminution des globules du sang, la prostration des

forces, une pâleur remarquable, l'amaigrissement considérable, des impulsions maladives diverses, les diarrhées débilitantes, les hémorrhagies passives, l'essoufflement, les palpitations, les troubles digestifs, etc..., témoignent hautement de l'état cachectique du sang, et de la nécessité de recourir à l'alimentation corroborante qui, avec le *quinquina* et les *ferrugineux* à dose modérée, aidés d'une bonne hygiène, constituent presque tout le traitement classique de cette grave maladie.

Dans quelques cas d'hémorrhagies considérables survenant chez les femmes après la délivrance, les praticiens anglais emploient à très-haute dose l'eau-de-vie, le rhum et autres liqueurs spiritueuses. Le professeur Trousseau (1), témoin plusieurs fois de cette médication en apparence extraordinaire, ne paraît pas éloigné de croire que ce traitement fut utile dans d'autres circonstances analogues, telles que certaines hémorrhagies accompagnant la *chlorose*, et qui sont plutôt les effets que la cause de cette maladie. Si donc il y a tendance aux hémorrhagies graves et aux épistaxis rebelles, les *Potions alcooliques*, dont nous parlerons tout à l'heure, pourraient offrir de sérieux avantages, mais employées à bien plus haute dose que pour les maladies consomptives.

Diabète sucré (*Glycosurie*) et Albuminerie. — Nous ne mentionnons ici l'*albuminerie* qu'à titre de complication fréquente dans la dernière période de la glycosurie, et pour avertir que cette complication ne doit nullement modifier le traitement de cette dernière maladie.

Le *diabète* est aujourd'hui, comme la chlorose, rangé parmi les *cachexies*, mais à plus juste titre encore.

Toute cachexie résulte d'une maladie chronique ayant profondément altéré l'ensemble des solides et des liquides vivants,

(1) Trousseau, *Clinique médicale de l'Hôtel-Dieu*, 3e éd., Paris, 1867.

et c'est par l'amaigrissement, la pâleur, l'asthénie et la fièvre hectique qu'on reconnaît ce profond malaise de l'organisme.

Ainsi en est-il du *diabète*.

Toute personne qui s'affaiblit et maigrit, sans motif appréciable, qui se plaint de souffrir de la soif, doit être *soupçonnée* de *diabète*, et il faut analyser ses urines.

On voit plusieurs fois le *diabète* se prolonger pendant des années, sans affaiblir l'organisation. Mais dès qu'un diabétique *maigrit, tousse, perd l'appétit, est pris de diarrhée*, il est alors sous l'imminence du péril, car ces accidents annoncent le développement des tubercules dans ses poumons : il va devenir *phthisique*, et au bout de quelques mois de cachexie, périr dans le marasme et la consomption.

Corroborer l'organisme avant que la maladie soit arrivée à son dernier période, est l'indication la plus urgente. Avec un régime convenable, de l'exercice quotidien et une hygiène bien entendue, on peut espérer guérir un petit nombre et soulager un très-grand nombre de diabétiques, surtout s'ils ont conservé un certain embompoint. Dans ces cas, la *Musculine-Guichon*, comme type des aliments fibrineux azotés, joue un rôle de la plus haute importance et doit entrer dans l'alimentation quotidienne. Nous connaissons un diabétique de Lyon qui ne doit la conservation de ses forces et de sa vie qu'à l'usage des *Tablettes de Musculine non candies*, qu'il consomme depuis quatre ans avec un rare succès.

Dans leurs demandes d'envoi, les malades atteints de cette maladie doivent avoir soin de spécifier la *Musculine-Guichon* NON CANDIE (non sucrée). Ils en comprennent le motif.

AUTRES CACHEXIES. — Nous pourrions invoquer les mêmes considérations qui précèdent au sujet de quelques autres formes de *cachexie*, spécialement de la *paludéenne*, de la *nerveuse*, de la *dyspeptique*, et au sujet de ce que les médecins anciens appelaient *dyscrasies* ou constitution vicieuse des humeurs avec troubles plus ou moins prononcés des actes de la nutrition, (*scorbut, scrofules, syphilis*, etc...).

C'est toujours par l'insuffisance ou l'altération des éléments du sang que se révèlent ces divers troubles de la santé, et l'indication fondamentale, tout en ne négligeant pas les médications spéciales à ces divers états, est de rendre au *plasma* nourricier, dans lequel les solides puisent leurs éléments, assez de principes nutritifs, de chair coulante (*fibrine, albumine, globules*), pour l'entretien de ces solides. Il faut, dit Hufeland, renouveler les humeurs et produire un sang nouveau : *purificatio veteris, regeneratio novi;* c'est de la plus haute importance pour la guérison.

DÉBILITÉS. — Nous ne pouvons ici que signaler en passant cette classe importante d'affections ou de maladies. Le nombre en est infini; elles sont congénitales ou naturelles, acquises ou consécutives à une foule d'autres maladies; elles sont trop souvent les effets de causes volontairement posées ou nécessairement subies (*excès de tout genre, — misère, — alimentation insuffisante ou mauvaise, — débilités héréditaires. — pertes séminales, — constitutions chétives, — professions pénibles, etc., etc...*), mais très-souvent aussi les suites de *longues maladies traitées par des moyens débilitants, — de convalescences difficiles, — de grandes opérations avec suppurations abondantes..., etc..., etc...*

Dans tous ces cas qui comportent le même genre de considérations que nous avons émises à l'article *Dyspepsie* (page21), c'est encore à l'alimentation corroborante qu'il faut demander le principal et l'héroïque remède. La *Musculine* est ici le vrai spécifique, ainsi qu'on pourra s'en convaincre par la lecture des documents authentiques que nous reproduirons ci-après.

Parmi les *débilités* naturelles ou acquises, nous devons ranger aussi tous ces états de fatigue passagère ou durable qu'éprouvent fréquemment les personnes de l'un et de l'autre sexe vouées, par devoir, au laborieux ministère de la prédication, de la confession, du barreau, de l'enseignement ou d'autres œuvres actives auprès des malades, dans les hôpitaux, maisons d'éducation, ou ailleurs.

Nous devons ranger encore ces autres fatigues des personnes religieuses, vouées au chant de la louange divine, astreintes aux pratiques d'une observance austère; enfin ces *débilités* qu'éprouvent, même dans l'aisance de conditions élevées, les personnes à vie sédentaire : avoués, notaires, financiers, hommes de bureau ou de cabinet, si fréquemment inquiétés par l'irrégularité, l'imperfection et souvent l'impossibilité du travail de la digestion.

Or, dans tous ces états et autres analogues, une nourriture éminemment digestible, renfermant sous un petit volume, nous ne dirons pas l'aliment tout préparé et liquide (conception anti-physiologique), mais la substance la plus apte à *stimuler* les organes de la digestion, et la plus capable de pourvoir à l'entretien et à la réparation des forces, devient d'une impérieuse nécessité.

La *Musculine-Guichon*, nous le prouverons bientôt par l'expérience, remplit merveilleusement le but, et nous savons à n'en pas douter que, prise à titre de hors-d'œuvre, et pour ainsi dire à temps perdu, elle a rendu des services signalés à une multitude de personnes très-occupées et débilitées par l'une ou l'autre des causes que nous venons de signaler.

C'est également dans ces circonstances que les *potions alcooliques* deviennent très-souvent le complément indispensable de la *Musculine*.

A défaut d'autre place plus naturelle dans le cadre des indications, nous placerons ici une simple mention des besoins spéciaux des personnes qui entreprennent de longues traversées maritimes.

L'expérience atteste qu'elles sont exposées, soit durant le voyage, soit après l'arrivée, surtout dans les pays chauds peu ou mal approvisionnés (*Cochinchine—Antilles—Bourbon*, etc.), à éprouver le besoin urgent d'une alimentation substantielle et réparatrice, devenue nécessaire à la suite de vomissements prolongés, ou par l'effet des fatigues du trajet ou de quelque maladie (diarrhée, dyssenterie, scorbut) contractée sur mer ou sous un nouveau climat.

Les tablettes de *Musculine*, seule préparation de *viande crue en nature*, se conservant indéfiniment et sous toutes les latitudes, deviennent dans ces cas une ressource et un secours opportun qu'on attendrait vainement de toute autre préparation. (Consulter plus haut les articles *diarrhée* et *dyssenterie.*)

III

MALADIES CONSOMPTIVES

Marasme. — Phthisie pulmonaire.

MARASME. — Le marasme ou *émaciation* consiste dans l'épuisement des forces, le déchet ou la ruine de l'activité, de l'énergie et de la résistance du principe vital défaillant.

Nous ne ferons pas à la *vieillesse*, ni même à la *décrépitude*, l'injure de les ranger dans cette classe de maladies; mais nous avouerons cependant qu'elles peuvent y conduire par suite de la détérioration progressive des fonctions organiques, de l'exagération du travail de décomposition intime des tissus et de l'usure plus ou moins accélérée de la force vitale.

Les véritables causes du *marasme* réel et légitime sont : les maladies graves — la diète prolongée — les longues fatigues — l'épuisement par le travail — la misère — les excès — le flux séminal passif ou consomption dorsale, (*tabes seu phthisis dorsalis*), — la trop forte contention d'esprit, accompagnée de veilles, d'abstinences prolongées, de chagrins, de tristesse ou de mélancolie— les hémorrhagies fréquentes et abondantes — les diarrhées prolongées — les pertes d'humeurs — l'abus des purgatifs — certaines cachexies à leur dernière période, telles que le diabéte sucré, la chlorose, etc..., et toutes les maladies consomptives dont le marasme n'est, pour ainsi dire, que la conclusion obligée.

Une dernière cause mérite ici une mention spéciale, nous voulons parler de la *croissance exagérée* chez les enfants, donnant lieu au *marasme* ou *fièvre hectique de croissance*.

Nous avons déjà parlé du *rachitisme*, qui peut être défini : une *croissance ralentie* ou *déviée*. Le marasme des enfants, au contraire, est une *croissance exagérée* et *hâtive*. Au lieu de se faire lentement, avec silence et mesure, elle a lieu par saccades, par poussées, et il s'établit alors une fièvre passagère ou aiguë de peu de durée après laquelle tout rentre dans l'ordre (ce sont les cas les plus heureux), ou bien il se déclare une véritable *fièvre hectique de croissance*, accompagnée d'amaigrissement excessif. La nutrition obérée, ne recevant pas par la digestion des matériaux suffisants pour compenser les dépenses de cet accroissement exagéré, en cherche un peu partout, et se fait à elle-même des emprunts ruineux, comme un débiteur aux abois.

L'hygiène doit venir promptement en aide à cette constitution nécessiteuse, pour lui permettre de faire les frais de cette croissance maladive. L'indication urgente et primordiale est de fournir à l'organisme assez de matériaux plastiques pour enrayer l'amaigrissement, restaurer la force vitale et alimenter la source de la vie.

Ici encore, c'est principalement à la viande crue et par conséquent à la *Musculine-Guichon* qu'il convient de demander ce prompt et héroïque secours. Dans la plupart des cas, on lui associera avec beaucoup d'avantage les *potions alcooliques*.

Nous recommandons encore spécialement nos deux préparations chez les enfants dans les cas si fréquents de croissance rapide, sans complication de marasme, mais accompagnée quelquefois d'anémie, de palpitations de cœur et de toux. Nous en avons obtenu d'excellents résultats dans des cas de ce genre; mais la médication serait bien plus opportune encore, si on soupçonnait la présence d'une affection *tuberculeuse* des poumons.

Phthisie pulmonaire. — Nous abordons maintenant la plus grave, la plus commune et tout à la fois la plus redoutable des maladies *consomptives*, celle qui est même le type et trop souvent aussi le terme fatal de toutes les autres. Les médecins anglais lui ont, avec raison, conservé le nom significatif de *consomption;* mais, en France, le mot de *phthisie*, qui a le même sens, tend de plus en plus, à tort, selon nous, à résigner sa vieille et large acception devant l'autocratie d'un néo-pathologisme trop exclusif, qui n'admet plus, à titre de maladie consomptive des poumons, que la *tuberculose*, caractérisée par la présence des *tubercules* dans le tissu de cet organe, et hors de laquelle il ne reconnaît plus d'autre phthisie pulmonaire.

Quoi qu'il en soit de cette prétention, sur laquelle nous reviendrons dans le chapitre suivant, prétention inacceptable et repoussée d'ailleurs par les praticiens anglais et allemands (Graves, — Niemeyer) et par beaucoup de médecins français traditionnalistes, qui font de la médecine au lit des malades et non au foyer d'un microscope, constatons cependant d'une manière générale un fait évident qui nous servira d'introduction à l'étude plus détaillée que nous ferons dans le chapitre second : c'est que la *phthisie pulmonaire* des anciens et la *tuberculose* des modernes sont chacune soumises, comme la plupart des autres maladies, à une évolution naturelle et normale d'une série d'actes morbides et de désordres organiques plus ou moins réguliers, plus ou moins précipités, dont le premier principe est encore obscur (*cause diathésique — scrofule — hérédité — mauvaise hygiène*, ou *cause spécifique* et *virulente*), mais dont les suites et le dernier terme sont bien manifestement l'*asthénie*, la *dépression des forces*, la *perversion de la nutrition*, l'*épuisement*, l'*anémie*, la *consomption*, et le plus souvent, avec tout cela, la *fonte tuberculeuse* et la *destruction du poumon*, effets logiques d'une multitude de causes soit innées, soit accidentelles, qui ont frappé sur les forces de résistance vitale et en ont brisé la réaction et l'harmonie.

Or, maintenant, nous plaçant à ce point de vue clinique qui domine de haut et de loin toute la scène, ne semble-t-il pas évident, d'une part, que le germe invisible et envahissant de cette maladie (quand il existe), obscur encore et latent dans l'organisme, s'y développera avec d'autant moins d'activité que la résistance vitale conservera plus de forces? Et, d'autre part, n'est-il pas également certain que ce germe une fois développé, ou *quelle que soit la cause de cette consomption*, on pourra d'autant mieux en conjurer ou modérer les redoutables suites, qu'on fournira à l'organisme appauvri qui succombe une plus opportune défense?

Dès lors, c'est contre les causes prédisposantes et contre les altérations et les désordres déjà produits qu'il faut promptement et énergiquement diriger les ressources de l'art.

Eh bien! si la grande et presque unique cause de la *phthisie*, d'après les médecins les plus sagaces, se trouve dans le *mauvais état de la nutrition*, dans la *faiblesse de la constitution*, dans l'*état scrofuleux*, etc., il est indubitable que le plus utile des secours, le plus indispensable des moyens de défense, nous l'avons dit plus haut et dans les mêmes termes, c'est l'*alimentation*, c'est une bonne et riche *assimilation*.

Les effets étonnants de la viande crue *en nature* ou de la *Musculine-Guichon*, administrées dans ces cas à titre d'aliment reconstituant, sont déjà attestés par l'expérience et consacrés par la pratique des autorités médicales les plus compétentes.

Ce serait ici le moment de nous étendre sur ce sujet plein d'intérêt et d'actualité. Mais M. le professeur Fuster ayant préconisé, après de nombreux succès obtenus dans sa pratique, l'association des *potions alcooliques* avec la viande crue ou, mieux encore, avec la *Musculine-Guichon,* comme la médication la plus sûre et la plus héroïque qui soit applicable à la *phthisie pulmonaire* et aux *maladies consomptives,* nos commentaires seront mieux placés au chapitre suivant, dans lequel nous allons parler plus en détail de ces graves affections et du traitement que leur oppose avec tant d'avantage l'éminent professeur de Montpellier.

MODE D'ADMINISTRATION ET DOSES

Dans toutes les maladies dont il vient d'être question, la *Musculine* est administrée aux mêmes doses : pour les enfants, 5 à 15 tablettes par jour, selon l'âge; pour les adultes, 25 à 30 et plus par jour, en trois prises, pendant les repas ou dans les intervalles. Pour les enfants en très-bas âge, on administre les tablettes sous forme de confiture, après les avoir fait macérer quelques minutes dans un peu d'eau, et les avoir ensuite préalablement écrasées avec une cuillère ou un couteau d'argent ou de bois.

(Voir page 77 une série de lettres authentiques, relatives à l'usage et aux effets de la *Musculine-Guichon.*)

CHAPITRE II

POTIONS ALCOOLIQUES

RECONSTITUANTES, TITRÉES

§ I. — HISTORIQUE. — Il n'est pas dans notre intention, et il n'entre pas essentiellement dans notre sujet de présenter ici une étude complète de l'usage des spiritueux en thérapeutique.

Toutefois, comme beaucoup de nos lecteurs pourraient déjà s'alarmer au seul nom de ce médicament trop redouté. nous dirons, en passant, que s'il est vrai que la médication combinée par M. le professeur Fuster soit nouvelle, cependant l'emploi de l'alcool et des spiritueux en médecine, date d'un peu plus loin.

Le docteur Sims (de Tyrone, en Irlande), paraît être un des premiers, parmi les modernes, qui ait signalé les merveilleux effets du *vin à haute dose* et même du *punch* dans un certain nombre de maladies aiguës ou chroniques, et spécialement dans la *dyssenterie épidémique*.

Son livre d'or, peu connu en France, ayant pour titre : *Observations sur les maladies épidémiques, avec des remarques sur les fièvres nerveuses et malignes,* traduit de l'anglais par Jaubert (1778), est plein de faits de ce genre, que nous ne pouvons détailler dans ce rapide travail.

Plus récemment (1850), M. Bennett, professeur de clinique

à l'université d'Edimbourg, a préconisé avec chaleur et conviction, dans la *pneumonie* (fluxion de poitrine), la médication reconstituante, composée de *thé de bœuf, côtelettes, biftéaks*, avec le *vin généreux* à dose inaccoutumée.

Plus hardi que lui, Todd (*Clinical Lectures*, 1860) s'est fait, en Angleterre, le promoteur d'un régime plus surprenant encore, dont le maniement devenu familier aux médecins de la Grande-Bretagne, a rencontré tout d'abord chez nous quelques légitimes répugnances.

L'alcool est devenu entre les mains de cet habile médecin plus qu'un médicament; il en fait le pivot d'une doctrine thérapeutique nouvelle, et il le préconise dans les maladies inflammatoires et dans les fièvres les plus graves (pneumonie, rhumatisme aigu, fièvre typhoïde, etc...), affirmant qu'il *nourrit* et soutient les malades, diminue la fréquence du pouls, calme le système nerveux, favorise l'évolution naturelle de la maladie, provoque un sommeil paisible, conjure le délire et hâte la convalescence.

Les travaux remarquables du professeur Behier, à Paris, n'ont pas peu contribué, en 1865, à ouvrir la porte du continent à cette méthode nouvelle, qui fait, dit-on, merveille de l'autre côté de la Manche. D'après ce médecin éminent, et de l'avis de beaucoup d'autres qui ont expérimenté en France le traitement de Todd, il paraît certain aujourd'hui que l'*alcool* administré avec prudence et dans certains cas bien spécifiés par eux, constitue une ressource précieuse qui tend à s'introduire dans la pratique, grâce aux études et aux travaux plus récents de M. le docteur Jaccoud.

Trousseau (1) rapporte qu'il a été plusieurs fois témoin, avec le savant accoucheur Paul Dubois, des effets extraordinaires de l'*alcool* administré à très-haute dose dans des cas d'hémorrhagies formidables survenant après l'accouchement, et il se de-

(1) Trousseau, *Clinique médicale de l'Hôtel-Dieu*, 3e édit., Paris, 1867.

mande si ce même traitement ne réussirait pas dans certains cas de métrorrhagies incoërcibles survenant dans d'autres circonstances dont nous avons parlé ci-dessus. (Art. Chlorose, pag. 27.)

Le même auteur donne aussi contre l'*asthme* une formule de traitement daus laquelle figure encore l'*eau-de-vie*.

Nous pourrions citer bon nombre de travaux publiés récemment sur l'emploi des spiritueux en médecine. En résumé, l'on peut dire que les alcooliques, hardiment maniés par les médecins anglais, tendent actuellement à gagner du terrain en France; il est donc opportun d'en contrôler les résultats et d'en fixer par l'expérimentation les indications et les limites.

Nous apportons à ce grave débat des documents nouveaux et importants, en ce qui concerne la *phthisie pulmonaire* et les *maladies consomptives*, et nous espérons qu'ils ne seront pas sans utilité pour la science et pour les malades.

§ II. — NATURE DE LA PHTHISIE PULMONAIRE. — Avant d'entrer dans le détail du traitement inauguré par M. le professeur Fuster, et pour mieux comprendre sur quelles bases doctrinales repose cette médication importante, nous devons préalablement établir un point d'étiologie essentiel à la question, et sans lequel on ne pourrait saisir l'harmonie et les rapports de cette méthode de traitement avec les données récentes acquises à la science.

Nous le ferons succinctement.

La phthisie pulmonaire est-elle une maladie *essentielle* ou une maladie *symptomatique?* — Une affection locale et *spécifique*, ou une maladie générale et *diathésique?* — Une espèce morbide simple, ou un état morbide composé?

Dans l'état actuel de la science, une solution tranchante à ces diverses questions nous semblerait hâtive. Cependant il paraît ressortir avec quelque évidence de tous les travaux publiés en ces dernières années sur la *phthisie*, qu'elle doit être considérée comme une dépendance et même, selon quelques-uns, comme une conséquence d'un état constitutionnel plus général, qu'on appelle *constitution scrofuleuse, scrofulisme* ou *scrofulose.* (Graves — Jousset — Bouchut — Jaccoud.)

Nous savons bien que quelques auteurs ne sont pas de ce sentiment (Villemin (1), Milcent, Cornil, etc.), et admettent la *spécificité* de la phthisie ou une *diathèse tuberculeuse*, tout en avouant, cependant, que la *scrofule* est la cause prédisposante ou provocatrice la plus importante et la moins contestable, soit parce qu'elle peut engendrer d'emblée les tubercules, comme il arrive dans une des plus graves de ses formes viscérales (*phthisie mésentérique* ou *carreau*), soit qu'elle y *prédispose* l'économie en l'affaiblissant. (Niemeyer et autres.)

Ainsi, qu'il y ait *diathèse tuberculeuse* ou non, il faut reconnaître à la *scrofule* une influence très-considérable, *déterminante* selon les uns, *prédisposante* selon les autres, sur la production de la tuberculisation ou de la phthisie. Que s'il fallait maintenant choisir entre ces deux sentiments, nous adopterions le premier, avec quelques restrictions cependant, et nous invoquerions à l'appui l'autorité imposante de Graves qui, de l'aveu de Trousseau lui-même, est un *savant profond* et un *clinicien complet.*

L'illustre professeur de Dublin proteste avec force, dans ses remarquables *leçons cliniques*, contre la doctrine des médecins anatomistes qui, frappés de la présence fréquente des tubercules dans la phthisie pulmonaire, et attachant à cette lésion une importance exagérée, y ont vu la cause *unique* de cette maladie, et en ont fait une espèce morbide distincte, une *maladie diathésique.*

« Pour moi, dit ce grand clinicien, je ne saurais le dire « assez hautement, les caractères essentiels de la phthisie « pulmonaire lui viennent de la *scrofule ;* c'est la scrofule qui

(1) Villemin, *Etudes sur la tuberculose, preuves rationnelles et expérimentales de sa spécificité et de son inoculabilité.* Paris, 1868.

« convertit en pneumonie et en bronchites *consomptives* ce qui « n'eut été, sans elle, qu'une pneumonie, qu'une bronchite « simple. C'est la scrofule qui rend ses deux affections si sou- « vent incurables.

« Quant aux *tubercules*, quant à l'*infiltration tuberculeuse*, « ce sont tout simplement les résultats d'une *nutrition patho-* « *logiquement pervertie par la scrofule;* ce sont des effets, ce « ne sont point des causes. » (Leçons cliniques, t. 1, 609.)

Un autre principe, corollaire du précédent, qu'il importe beaucoup de ne jamais perdre de vue, et qui est établi par Graves avec le même soin et la même autorité, c'est que, pour expliquer les phénomènes initiaux ou consécutifs de l'apparition et de l'évolution des tubercules, ou de la phthisie non tuberculeuse, il ne s'agit pas, le plus souvent, d'invoquer une phlegmasie franche et légitime, mais une *inflammation scrofuleuse de forme chronique,* ce qui est tout différent. La première requiert les antiphlogistiques et proscrit les toniques et les excitants; la seconde, au contraire, repousse les antiphlogistiques et requiert impérieusement les reconstituants généraux. Toute la théorie de Graves et de son école, toute l'institution du traitement de la phthisie, roulent sur cette distinction importante.

« ...... Ici, comme toujours, dit l'éminent annotateur de « Graves, le médecin de Dublin se fonde sur l'interprétation « rigoureuse des faits cliniques. Combien l'avenir lui a donné « raison, chacun le sait. Peut être ne faut-il pas attribuer « uniquement à la *scrofule* le processus anomal qui se tra- « duit par l'*exsudation* tuberculeuse ; mais l'idée fonda- « mentale a triomphé partout. L'observation clinique en « démontre journellement la justesse, et les notions plus « exactes que nous possédons aujourd'hui sur la constitution « et la pathogénie des produits morbides viennent prouver à « leur tour l'incontestable vérité de la doctrine. » (Jaccoud, — notes sur Graves.)

Bennett (d'Edimbourg), Turnbull (de Liverpool), sont en parfait accord sur cette doctrine avec leur illustre confrère de Dublin.

Après avoir rappelé l'*identité de la constitution scrofuleuse et de la tuberculeuse,* le médecin de l'hôpital de Liverpool conclut avec le précédent que la phthisie est essentiellement une *maladie de la nutrition,* et que les tubercules ne sont que les *résultats secondaires des troubles nutritifs.*

L'Ecole Allemande voit dans la *scrofule* une cause *prédisposante* d'une très-grande influence sur la production de la phthisie, à cause du *mauvais état de la nutrition et de la faiblesse de la constitution,* qui accompagnent toujours la scrofule.

Niemeyer, dont on ne peut contester la grande autorité, signale encore, outre la scrofule, parmi les causes déterminantes de la tuberculisation, *toutes les maladies, soit aiguës, soit chroniques, qui ont pour effet de miner la constitution.* C'est l'opinion à laquelle se rangent la plupart des cliniciens modernes, et que nous adoptons volontiers.

L'anatomie pathologique, science qui tend à devenir si précise, est venue éclairer encore les résultats de l'observation clinique, et voici les déclarations nettement confirmatives qui vont à notre sujet.

Graves avait déjà caractérisé le *tubercule* par *son défaut d'aptitude à l'organisation,* et le tenait pour un produit d'une vitalité inférieure, imparfaitement organisé, *exsudat* d'un sang appauvri, incapable de devenir cause d'inflammation pour les tissus dans lesquels il se dépose. Eh bien, chose remarquable, l'anatomiste de Vienne, Rokitanski, en donne précisément la même définition. « Le tubercule, dit-il, est caractérisé par un défaut évident d'aptitude à une organisation supérieure et par sa tendance à la dégradation, avec destruction consécutive du tissu. »

L'Ecole de Berlin est ici d'accord avec celle de Vienne. « Pour moi, dit Virchow, le tubercule se rapproche du pus;

il n'appartient pas aux formes d'une organisation supérieure; c'est toujours une production *pauvre*, une *néoplasie misérable dès son début.* » (*Pathol. cellul.*, 3e édit., 1868.)

Comme on le voit, la conclusion est toujours la même: médecins et anatomo-pathologistes s'accordent à ne voir dans la tuberculisation que le résultat d'une *nutrition pervertie*, d'une exsudation plasmatique dégradée et impropre à l'organisation.

Arrêtons-nous ici, et, sans vouloir définitivement préjuger la question de savoir si la *phthisie* est absolument sous la dépendance de la *scrofule*, de manière à ne faire qu'une seule maladie, comme le veut Graves et son Ecole, ou si elle peut être ramenée à une dyscrasie spécifique, à une essence distincte, à une *diathèse tuberculeuse*, comme le veulent Villemin, Milcent et quelques autres, prenons une voie de conciliation, et admettons, avec presque tous les auteurs, que la scrofule est, au moins, une fréquente complication de la phthisie, et la plus active des causes prédisposantes.

Admettons encore, et ici sans la moindre hésitation, que la *scrofule*, complication ou cause de la tuberculisation, est une maladie diathésique, caractérisée surtout par la *faiblesse de la vitalité*, l'*inertie organique*, la *prédominance du système lymphatique*, la *perturbation de la grande fonction de nutrition*, et nous comprendrons aisément :

1° Comment, d'après ces principes, nous pouvons aujourd'hui retarder et peut-être aussi enrayer la genèse des tubercules, chez les sujets ainsi prédisposés, d'une part, en prévenant, autant qu'il est en nous, les affections de l'appareil broncho-pulmonaire, qui, très-souvent, peuvent être la cause prochaine du réveil et de l'évolution du germe latent de la tuberculose, s'il existe; et, d'autre part, en luttant, au moyen des agents reconstituants et des autres ressources de l'hygiène, contre les les effets de la constitution scrofuleuse et des autres prédispositions, qui, presque toutes, nous l'avons dit et le redirons encore plus loin, se rapportent au *mauvais état de la nutrition*, et à *la faiblesse de la constitution*.

2° Combien apparaît rationnel et fécond en résultats le traitement que M. le professeur Fuster a institué contre une affection qui reconnaît pour cause immédiate ou prochaine une nutrition imparfaite, un état spécial de trouble des organes digestifs qui ne leur permet d'élaborer qu'un sang pauvre, incomplètement organisé et vivant.

Ces principes sont pour nous et pour tous nos lecteurs de la plus haute importance ; ils sont la justification doctrinale du principe que nous avons pris à cœur de vulgariser dans l'intérêt de la science et de l'humanité, et nous aurions voulu les exposer plus au long, pour la satisfaction de tous. Mais il est facile aux médecins de recourir aux pages magistrales du bel ouvrage de Graves qui ne sauraient intéresser nos lecteurs ordinaires. Nous sortirions d'ailleurs des bornes d'une publication populaire ; il nous suffit d'avoir indiqué, du moins, l'état actuel de cette question d'étiologie, et nous avons hâte de nous resserrer maintenant dans l'exposition pratique de notre sujet.

§ III. — COMMUNICATION DE M. FUSTER A L'ACADÉMIE DES SCIENCES. — Nous l'avons déjà dit, c'est à M. le Dr Fuster, professeur à la Faculté de médecine de Montpellier, que revient l'incomparable honneur d'avoir, le premier, établi par des faits authentiques et nombreux, les grands avantages des spiritueux à *doses modérées* (1), associés à la viande crue dans le traitement de la phthisie pulmonaire et des maladies consomptives. Ses premiers essais ne datent que du 11 avril 1865, époque mémorable, nous le croyons, dans les annales de la science ; et c'est

(1) Nous avertissons le lecteur de ne point oublier, dans tout le cours de ce travail, qu'il n'est ici question que des spiritueux ou de l'alcool à doses *très-diluées*, et non à haute dose, ce qui est bien différent, et ce que beaucoup de médecins eux-mêmes semblent n'avoir pas assez compris.

deux mois après, le 8 juin de la même année, que déjà il pouvait transmettre à l'Académie des Sciences de Paris une première communication officielle que la presse médicale a unanimement reproduite.

Comme l'autorité d'un professeur si haut placé dans l'estime du monde savant et connu par des publications scientifiques importantes est le plus sûr garant des succès qu'il annonce, nous allons lui laisser la parole, et nous prions nos lecteurs de vouloir bien donner la plus sérieuse attention à ce document et à ceux qui vont suivre.

« J'emploie, dit M. le professeur Fuster, depuis le 11 avril « dernier, dans les salles de clinique médicale, contre la phthi« sie pulmonaire, une méthode de traitement qui me donne « jusqu'ici d'assez belles espérances pour m'obliger à me hâter « d'en parler.

« Il s'agit de l'usage de la viande crue de mouton ou de « bœuf, avec une potion alcoolique à *petites doses*..... Le con« cours de ces deux agents est indispensable : le premier me « paraissant avoir une action reconstituante ; le second, une « action plus directe sur les organes de l'hématose..... J'ai « étendu cette médication à d'autres affections caractérisées « aussi par un état de consomption générale, comme celle qui « s'observe après les hémorrhagies, les longues maladies, l'in« fection purulente, la glycosurie, etc., etc., à tous les cas, « en un mot, de *phthisie*, quelle qu'en soit la cause.

« Dix-huit malades ont été soumis jusqu'ici à cette médica« tion dans les salles de la clinique médicale ; seize sont phthi« siques ; deux étaient atteints d'infection purulente. Des seize « phthisiques, cinq sont de jeunes femmes, et onze des « hommes mûrs. Les deux infections purulentes étaient dues, « l'une à une vomique du poumon, l'autre à un épanchement « purulent des plèvres. Quatorze des seize phthisiques portaient « des *cavernes* ou des tubercules pulmonaires à l'état de fonte ; « les deux autres portent aussi des tubercules aux poumons,

« non encore ramollis ; les signes physiques et les symptômes « généraux ne permettaient pas de douter de l'existence de « ces lésions. Parmi ces malades, cinq phthisiques et les deux « malades d'infection purulente devaient succomber dans les « vingt-quatre heures, d'après toutes les prévisions de la « science ; *tous ces malades ont survécu.* Les sujets atteints « d'infection purulente, se sont rétablis en peu de jours ; la « vomique du poumon s'est cicatrisée, et le malade est sorti « guéri le 9 de ce mois ; chez l'autre, l'épanchement pleural « s'est résorbé, et le malade, encore dans les salles, est en « pleine convalescence.

« Quant aux phthisiques, *chez tous les forces reviennent, la « fièvre hectique a cessé, les sueurs et le dévoiement colliquatif se « sont dissipés, la toux et l'expectoration ont diminué, l'appétit a « reparu, la voix s'est éclaircie, l'oppression s'est dissipée, les « cavernes se sont vidées, et les signes physiques attestent la répa- « ration progressive des lésions du poumon.*

« Il n'y a d'exception que pour deux malades (deux femmes), « qui ont obstinément refusé de continuer les prescriptions. « Celles-là ont succombé, et l'ouverture du corps nous a per- « mis de vérifier l'exactitude de notre diagnostic.

« Le traitement est puissamment secondé par un régime « substantiel, un air pur, et l'attention à détruire les compli- « cations intercurrentes, ainsi que les symptômes prédomi- « nants. »

Un mois après cette première communication, le 10 juillet 1865, l'éminent professeur adressait encore à l'Académie des Sciences, une nouvelle note qui commence ainsi :

« Mon expérience étendue aujourd'hui à *quelques centaines* « de malades, depuis la note que j'ai eu l'honneur de commu- « niquer à l'Académie, me paraît confirmer les bons effets de « l'emploi de la chair crue et de la potion alcoolique. Mais ce « n'est pas sans conditions qu'on peut obtenir ces heureux « effets ; voici quelques-unes de ces conditions que je crois

« indispensables de signaler..... » Suivent ces indications rangées sous sept articles, qui trouveront mieux leur place quand, un peu plus loin (page 59), nous exposerons la médication plus en détail.

M. le Dr Alvin, élève et secrétaire de M. le professeur Fuster, en adressant ces deux notes à M. Amédée Latour, rédacteur en chef de l'*Union médicale*, terminait par les réflexions suivantes :

« Aujourd'hui le nombre des malades en traitement s'est con-
« sidérablement accru, et le remède est toujours aussi efficace.
« Je vois chaque jour les améliorations qu'apportent chez les
« malades le traitement préconisé par notre professeur. Avec
« la science, je puise dans des rapports avec cet homme au
« cœur généreux, un peu de cet amour puissant qui l'anime à
« soulager ses semblables, même au delà de ses forces. Puisse
« ma faible plume lui témoigner aujourd'hui mon admiration
« pour l'exemple qu'il me donne, et ma reconnaissance pour la
« confiance dont il m'honore » (*Union médicale*, 29 juin et 22 juillet 1865.)

Enfin, pour compléter ces documents officiels, citons encore une troisième communication académique adressée à l'Institut, par M. le professeur Fuster, le 9 juillet 1866.

Le savant chef de clinique, s'autorisant cette fois de plus de *deux mille* observations nouvelles recueillies par lui-même et par un grand nombre d'autres médecins, s'est trouvé en mesure de formuler, avec l'accent d'une conviction plus profonde encore que dans les notes précédentes, les conclusions qu'il avait déjà tirées de ses observations précédentes.

« La viande crue, dit-il, et l'usage de la potion alcoolique,
« ont pour effet d'arrêter les progrès de la consomption dans
« la phthisie pulmonaire et autres maladies consomptives. Cet
« effet se témoigne par le retour des forces, la ranimation de
« la physionomie, la renaissance de l'appétit, l'augmentation
« de l'embonpoint. A l'égard de ce dernier avantage, le pesage

« des malades est un moyen certain d'appréciation (1). C'est « ainsi que, sous l'influence de cette médication, on constate « que des malades ont pu gagner, en un mois ou trois semaines « seulement, un excédant de poids de deux, trois, quatre et « jusqu'à six kilogrammes.

« L'efficacité du traitement n'est pas la même à tous les « degrés de ces affections. Au troisième degré, l'amendement « signalé n'aboutit, le plus souvent, qu'à prolonger l'existence.

« Il ne triomphe bien décidément qu'au deuxième degré, en « l'entourant toujours de l'ensemble des précautions hygiéni- « ques recommandées dans la note précédente, et qu'on ne « saurait négliger, sous peine d'en compromettre le succès, « ou même de l'annuler complètement. »

(Le reste de la note concerne les applications du traitement à diverses maladies ; on les retrouvera plus loin.)

Le lecteur est maintenant au courant de la partie *officielle* de ce grave problème ; il est même en état de juger par lui-même de la valeur pratique ou, tout au moins, de l'autorité scientifique des résultats que nous venons d'exposer loyalement sous la dictée du maître.

Un professeur haut placé, rompu depuis quarante ans à la science du diagnostic, de la clinique et de la thérapeutique, proclame devant l'Institut de France, qui est la plus grave autorité scientifique du monde, les avantages d'un traitement éprouvé sur plus de *deux mille* malades, appliqué journellement en face d'un nombreux concours d'élèves que ce professeur est chargé de former et d'instruire.

Quatre ans se sont passés, et le succès de ce traitement n'a fait que s'affirmer avec plus d'évidence encore, entre ses mains

(1) Les meilleurs signes d'un arrêt définitif de la maladie, dit un des grands praticiens de l'Allemagne, consistent dans le ralentissement du pouls et dans une amélioration de la nutrition, et c'est par le pesage que cette amélioration doit être constatée. Il faut même que l'augmentation du poids du corps soit de plusieurs livres. (Niemeyer, *Pathol.*, art. Tuberculose.)

habiles et celles de nombreux médecins; et cependant, malgré l'autorité de la science, et celle plus imposante encore des faits et de l'expérience, la découverte du savant professeur de Montpellier, comme toutes les autres, a dû traverser l'épreuve de la contradiction et de l'indifférence. Le traitement de la phthisie tel qu'il a été formulé, a été compromis par des dénégations puériles, par de téméraires excès, et plus encore par de timides hésitations. La *viande crue* a semblé à plusieurs un régime inacceptable, hérissé d'inconvénients, sujet à produire l'anémie, le ramollissement, et les maladies qu'elle a la prétention de guérir. L'*alcool* a été taxé de nouveauté hardie, périlleuse, inopportune (1). Non seulement il s'est trouvé des médecins (nous pourrions les citer), qui se sont obstinément refusé à accepter le mode de traitement de l'éminent clinicien de Montpellier, ou qui en ont timidement décliné la respon-

(1) Deux médecins, chacun dans un ouvrage classique et remarquable à plusieurs titres, se sont néanmoins inscrits en faux contre l'emploi de l'*alcool* et de la *viande crue*. L'un d'eux, M. le professeur Fonssagrives, accuse l'*alcool* de décimer et d'abrutir les populations, et regarde comme une illusion d'espérer de ce *poison* une compensation pareille à celle que nous annonçons. Mais l'éminent auteur, qu'il nous permette de le lui faire observer, a ici confondu bien à tort, au profit de sa thèse, les effets de l'alcool à haute dose avec les effets bien différents des alcooliques à *doses modérées* dont il s'agit dans notre travail.

L'autre, M. Jousset, représentant distingué de l'école homœopathique de Tessier, et l'un des membres les plus autorisés de la rédaction de l'*Art médical*, dénie à la *viande crue* toute valeur dans le traitement de la phthisie. Bien plus, il trouve dans l'alimentation quadragésimale (œufs, huile, beurre, légumes...) des ressources curatives bien préférables au régime gras et à la viande crue. M. Jousset est assurément un praticien de grande sagacité et que nous estimons à un très-haut degré ; mais il nous semble qu'en ce point son esprit judicieux a été prévenu et n'a jugé que sur des informations incomplètes. Il appuie sa thèse sur la prétendue immunité, quant à la *phthisie*, des communautés religieuses vouées par leur règle à l'abstinence de viande. Nous répondons : *qui nimis probat, nihil probat*, et il nous serait aisé, preuves en mains, de renverser les assertions de l'honorable homœopathe. Qu'il nous suffise de dire en passant, à lui et à M. Fonssagrives, qui caresse la même opinion, et sur des preuves plus fragiles encore, que nous avons consulté le nécrologe d'une des plus florissantes Abbayes de France, et que nous

sabilité, en face de malades plus obstinés encore à l'entreprendre et heureusement guéris; mais il s'est trouvé aussi des auteurs classiques et des rédacteurs de publications médicales qui, sans connaissance approfondie du sujet, ont pris sur eux de modifier et de défigurer les veritables formules instituées par M. le professeur Fuster, et combinées avec la prudence et la sagacité d'un vétéran de l'art. L'adultération en est venue à ce point, qu'on chercherait vainement aujourd'hui dans les livres deux formules qui se ressemblent.

y avons compté, depuis 1816, époque de la restauration de l'Abbaye, plus de 70 décès pour cause de phthisie, sur 240 morts. Nous avons pu consulter aussi le livre mortuaire d'un monastère de religieuses vouées à l'abstinence perpétuelle, hors le cas de maladie, et nous y avons relevé un chiffre plus affligeant encore (130 cas de phthisie sur 220 décès, depuis 1836).

Sous cette réserve, et en y regardant de plus près, nous ne sommes pas si éloignés qu'il le paraît des idées de M. Jousset, empruntées d'ailleurs à la médecine, peu pratique en ce point, du Père Debreyne, docteur distingué, mais alors... plus que senescent!

Pour nous, l'alcool remplace les corps gras et les féculents, pour ce qui est de leurs effets sur l'hématose et la calorification (Voir la note de la page 56). Mais nous ne pouvons consentir à voir, dans cet agent, aussi bien que dans tous les aliments *ternaires* ou *non azotés*, autre chose qu'une action complémentaire *accessoire* et non pas *essentiellement curative*. Il n'est pas encore prouvé qu'il soit utile, dans une foule de cas de phthisie, de donner *exclusivement* des corps gras et des féculents qui activeraient outre mesure l'hématose et la calorification, sans profit pour une bonne nutrition; et il est prouvé, au contraire, que dans ces mêmes maladies (surtout chez les abstinents), il y a, le plus souvent, urgence de remonter les forces déprimées et de les soutenir par une nourriture substantielle qui puisse rendre au *plasma nourricier* appauvri ses qualités plastiques, et imprimer aux solides vivants le ton et la densité nécessaires à l'accomplissement des actes intimes de la vie.

Nous avouons cependant que cette question de régime est très-complexe, et que, dans l'état actuel de nos connaissances, elle ne peut guère être péremptoirement décidée. Il faudrait, pour justifier l'argument principal de la thèse nouvelle et éminemment *chrétienne* de M. Jousset, tenir compte, dans une statistique nécrologique spéciale, des prédispositions héréditaires ou acquises des sujets avant leur entrée en religion, du régime conventuel plus ou moins austère, des veilles, des jeûnes, du travail, du chant, et des autres exercices ou pratiques de mortification spéciales à chaque ordre

En outre, et ce n'est pas ici une des moindres causes du discrédit de ces formules, l'industrialisme a trouvé dans ce grave débat l'occasion favorable d'une exploitation qui promettait devoir être fertile. Une foule de préparations ont surgi, chacune avec la prétention de représenter le traitement *officiel* et d'offrir aux malades des produits du plus pur aloi, décorés d'ailleurs, quelquefois, du prestige de quelque patronage illustre, ou embellis avec art de tout ce pompeux décor qui peut les rendre attrayants, auxquels il ne manque, enfin, que ce qu'ils ne sont pas et ce qu'ils devraient être. De là, nous le concevons aisément, le degoût, l'embarras ou l'indifférence bien légitime des médecins, le dégoût, l'ennui et l'embarras plus grand encore des malades ; de là, aussi, sans aucun doute, ce silence qui semblait une conspiration de l'envie, et qui n'est, à vrai dire, que le résultat d'une conspiration plus affligeante encore, celle de la confusion des formules, et de la multiplicité jointe à l'insuffisance des produits offerts par l'industrie.

En attendant, la phthisie continue à décimer les populations ; qui peut en disconvenir ? Ignore-t-on que la fréquence et la léthalité de cette redoutable affection sont telles que, dans les seuls hôpitaux de Paris, il meurt chaque année plus de *trois mille* phthisiques (1), sur cinq ou six mille qui y sont traités ? N'a-t-

abstinent, et surtout de l'influence des climats (et de la clôture pour les femmes), etc..., études pleines de difficultés et presque inaccessibles. Il faudrait, en outre, examiner au microscope l'*état du sang et sa composition*, chez les religieux abstinents, autre étude qui a bien aussi ses difficultés.

En attendant, il faut reconnaître que sur les 70 et 130 décès inscrits plus haut, il y en a certainement un grand nombre qu'il faut attribuer à l'abstinence de viande, cause directe et active (quand elle est permanente) de l'altération des forces de résistance vitale, d'étisie et de consomption, et de tous les désordres organiques ou fonctionnels qui en sont la conséquence. Quelle autre cause plus plausible pourrait-on logiquement invoquer ?

(1) Pour l'année 1868, sur 5,834 phthisiques traités dans les hôpitaux, il y a eu 3,028 décès ; c'est environ le quart du chiffre total des décès dans l'année, qui est, pour les hôpitaux de Paris, de 13,052.

(*Gazette des Hôpitaux*, 20 février 1869.)

on pas remarqué, en tête de ce travail, le chiffre lugubre qui résume les ravages de ce fléau sur l'ensemble de la population en France et en Angleterre ?

Et maintenant, nous le demandons, est-ce par l'impuissance avérée de tous les traitements classiques ou empiriques usités jusqu'à ce jour, q'on peut remédier à ce grave état de choses ? Est-ce, encore, avec des formules travesties, avec des préparations incomplètes, absurdes ou inertes, qu'on prétend juger les effets de la méthode de Montpellier et servir au progrès de l'art et au bien de l'humanité ?

§ IV. — Cession des formules authentiques. — Un seul expédient restait à l'éminent professeur; c'était de protester contre l'adultération de ses formules et l'usurpation de son nom; il l'a fait plusieurs fois et toujours avec peu de succès. Une dernière fois, cependant, il a voulu être entendu, et désirant pourvoir efficacement à l'honneur de ses travaux, à la revendication de sa véritable méthode, en même temps qu'au bien presqu'assuré d'une multitude de malades, il a publié, dans quelques organes les plus accrédités de la presse médicale, la protestation suivante, qu'il est très-opportun de reproduire ici :

« Montpellier, 28 février 1869.

« Monsieur le Rédacteur,

« Permettez-moi d'annoncer à nos confrères, par la voie de votre journal, que je viens de donner aux Religieux Trappistes de N.-D.-des-Dombes (Ain), les formules des *Potions alcooliques* que j'emploie concurremment avec la viande crue, ou la *Musculine-Guichon*, dans le traitement de la phthisie pulmonaire et autres maladies consomptives.

« Cette concession m'a paru le seul moyen d'assurer l'authenticité de la médication que j'ai proposée, en la dégageant de la responsabilité des formules plus ou moins défectueuses qui me sont attribuées, malgré mes réclamations, dans plusieurs publications excentriques et même dans plusieurs ouvrages réputés classiques.

« Agréez, Monsieur le Rédacteur, etc...

« Professeur FUSTER. »

(*Gazette des Hôpitaux*, du 4 mars 1869; *Union médicale*, du 16 mars 1869.)

Peu de jours après la publication de ce communiqué officiel, nous recevions de M. le Docteur Alvin, médecin de l'hôpital de Feurs, et que nous n'avons pas l'honneur de connaître personnellement, la lettre suivante, écrite avec cet accent de persuasion et de vérité que donne la conviction et qui l'inspire aux autres :

« Feurs, le 22 avril 1869.

« MON RÉVÉREND PÈRE,

« J'ai lu récemment dans les journaux de médecine que mon excellent Maître, M. le professeur Fuster, vous a constitués les dépositaires de ses formules pour le traitement de la phthisie pulmonaire et des maladies consomptives par la viande crue et les potions alcooliques ; je m'en réjouis à bien des titres ; on a compromis cette découverte et le succès de ce traitement par beaucoup d'hésitations, de dénégations et de maladresses. Un grand nombre de malades ne pouvaient se procurer la viande crue en quantité ou de qualités suffisantes ; beaucoup d'autres exagéraient ou diminuaient sans raison les doses alcooliques, ou bien leur associaient des remèdes dangereux ou inutiles, si même ils ne les supprimaient pas tout à fait. Grâce à vous, ces difficultés vont disparaître ; l'autorité des formules de M. le professeur Fuster se relèvera et s'accroîtra, du moment où les médecins et les malades pourront prendre toute confiance dans les préparations auxquelles vous allez donner une garantie et une authenticité sérieuses. Assurément, je serai des premiers à bénéficier de vos préparations, au profit de mes malades.

« J'ai eu l'avantage précieux de constater de mes yeux les résultats extraordinaires et souvent inespérés du traitement inauguré par le maître éminent qui m'honorait alors de sa confiance, et qui m'honore aujourd'hui de son amitié. Je voyais chaque jour, dans son service auquel j'étais attaché, les améliorations qu'apportaient chez les malades le traitement exécuté ponctuellement. L'expérience de M. le professeur Fuster s'étend aujourd'hui à des *milliers* de malades, et, pour mon compte, j'en ai suivi des *centaines* chez qui j'ai vu se confirmer les bons effets de l'emploi de la chair crue et des potions alcooliques administrées avec la sagacité qui caractérise le maître. Chez tous, j'ai observé qu'à l'aide de ce traitement long et quelquefois laborieux, *les forces reviennent, la fièvre hectique cesse, les sueurs et la diarrhée colliquative se dissipent, la toux et l'expectoration diminuent, l'appétit reparaît, la voix s'éclaircit, l'oppression diminue, les cavernes se vident et se cicatrisent.* J'emprunte ces expressions à la note même de M. Fuster, parce qu'elles disent la vérité.

« Vous n'oublierez pas dans vos conseils aux malades de les bien avertir que le traitement est puissamment secondé par un *régime substantiel*, un air pur, une grande vigilance de la part du médecin à détruire les complications intercurrentes, ainsi que les symptômes prédominants. C'est dans ces conditions seulement qu'on peut assurer l'efficacité de la médication.

Le succès a été merveilleux dans un hôpital où, malgré bien des efforts, la salubrité est loin d'être parfaite. Il est donc évident que là où l'hygiène viendra au secours du traitement, on peut espérer des résultats plus heureux encore.

« Avec mes remercîments pour le bien que nous espérons, médecins et malades, des préparations qui porteront la garantie de votre nom,

« Veuillez agréer, mon Révérend Père, l'hommage de mes sentiments les plus respectueux,

« J. Alvin, D. M. P.

« *Médecin de l'hôpital de Feurs.* »

Après ces préliminaires, qui nous ont semblé tout à fait nécessaires pour établir nettement l'autorité de notre médication et l'authenticité de nos formules, il ne nous reste qu'à développer les détails plus spéciaux relatifs à la pratique du traitement.

On a déjà remarqué le soin qu'a pris M. le professeur Fuster d'avertir, dans sa première note, que le traitement est puissamment secondé par un *régime substantiel, un air pur, et l'attention à détruire les complications intercurrentes ainsi que les symptômes prédominants.* M. le docteur Alvin, dans la lettre que nous venons de reproduire, insiste sur la même recommandation, empruntant même les expressions de son ancien maître.

Ce sont donc là des indications qui importent beaucoup au succès du traitement, et il est avantageux aux médecins, croyons-nous, autant qu'indispensable aux malades, de les connaître avec tout le développement nécessaire.

§ V. — Régime et hygiène des phthisiques. — Si on a bien saisi les principes succinctement exposés au début de ce chapitre, on sera forcé de convenir que le régime des phthisiques doit être éminemment tonique et corroborant, composé d'abord et principalement de viandes rôties ou grillées et de vin de Bordeaux ou autre vin léger et généreux qui ne porte pas à la tête (1).

En outre, l'expérience prouve que pour remonter plus promptement les forces, sans donner autant de fatigue aux organes digestifs, la *viande crue* jouit d'une efficacité plus remarquable encore que la viande rôtie et saignante, et il est presque inutile d'ajouter que les *tablettes de Musculine*, préparées comme nous l'avons déjà dit, sont encore mieux adaptées à l'état des organes que la pulpe simple de viande crue. Aussi M. le professeur Fuster se borne-t-il aujourd'hui, dans sa pratique de ville, à prescrire la *Musculine-Guichon* associée à nos *potions alcooliques*.

Nous ne voyons rien dans ce mode de traitement, fondé sur les principes exposés plus haut, qui puisse motiver les défiances des hommes de l'art.

(1) Ce régime ne doit cependant pas être si sévère que l'on interdise aux malades tout aliment autre que la viande et les substances richement azotées; car, sans attacher une importance thérapeutique *exclusive*, comme l'ont fait quelques médecins, à l'usage des corps gras, des huiles et des féculents, nous croyons toutefois utile de les recommander. Ils agissent, en effet, à titre d'aliments de *calorification* et *économiseurs*, selon les théories modernes, 1° en fournissant plus largement à l'*oxygène*, introduit par la respiration dans les poumons et dans le sang, le *carbone* qui doit concourir aux phénomènes de combustion et d'oxydation des matières carbonées et hydrogénées, et produire la chaleur nécessaire à l'entretien de la vie; 2° en diminuant et *économisant* ainsi les pertes qu'éprouveraient les matières albuminoïdes (azotées)du sang, et finalement tous les tissus, si l'oxydation portait exclusivement sur elles seules son action destructive.

On voit donc l'utilité des aliments *hydro-carbonés* pour ralentir les progrès du marasme et de la consomption. Or, l'*alcool* agit de la même manière; mais, à cause de son facile passage dans le sang et de son transport

« C'est chose remarquable, dit M. le professeur Fonssagrives, que de voir la facilité avec laquelle les phthisiques dont les tubercules sont en voie de ramollissement (2me degré), digèrent une nourriture très-substantielle et quelquefois même assez copieuse. ON DOIT LES ALIMENTER FORTEMENT pour leur donner le moyen de résister aux déperditions humorales qui les épuisent, et il faut, sans tenir compte de la fièvre, aller hardiment jusqu'à la limite de la tolérance de l'estomac. La réapparition vespérale du mouvement fébrile est, bien entendu, une raison pour leur imposer une abstinence relative au repas du soir. » (*Thérapeutique de la phthisie pulmonaire*, p. 370).

Nous regrettons que M. le professeur Fonssagrives n'ait pas tenu un langage aussi affirmatif relativement aux potions alcooliques. Nous le prions de les mettre à l'essai, et nous l'assurons d'avance qu'il reviendra de ses préventions contre les spiritueux employés à *doses modérées*.

Le *climat* et les *eaux minérales* jouent un rôle considérable dans le traitement de la phthisie par les méthodes ordinaires. Notre intention n'est pas de discuter ici sur la valeur de ces moyens qu'on trouve d'ailleurs indiqués et savamment étudiés dans la plupart des livres. Nous aimons mieux dire simplement aux malades qui ne peuvent entreprendre de lointains et dispendieux voyages, qu'ils doivent du moins, autant que possible, s'éloigner des villes et des agglomérations, rechercher l'air pur de la campagne, habiter un appartement spacieux,

presque immédiat dans les poumons, sans passer par les lenteurs des actes digestifs, il sert plus puissamment encore (quand on le donne *à doses modérées* et par intervalles réguliers) à entretenir merveilleusement et à activer sans fatigue le travail de l'hématose et la gymnastique vitale des poumons.

Les aliments féculents sembleraient doués de moins d'énergie ; mais cependant c'est aux mêmes effets qu'il faut attribuer les avantages que l'on retire de l'usage de certaines farines tant vantées et, peut-être aussi, trop vantées dans un certain public.

salubre (1), bien éclairé et tenu en hiver à une température constante; multiplier les précautions pour éviter les refroidissements et toutes les causes de rhume, de pleurésie, de pneumonie; faire tous les jours un exercice modéré, une marche sans efforts; éviter les excès de tout genre, et nous ajoutons avec M. Jousset : respecter les affections scrofuleuses qui siègent sur la peau.

Il n'est pas sans intérêt d'ajouter à ces conseils les prescriptions un peu sévères de Graves; peut-être seront-elles agréées par quelques malades courageux.

Le médecin, dit-il, doit endurcir son malade contre le froid. Celui qui se couvre trop, qui s'enferme dans sa chambre, se refroidit bien plus facilement que celui qui ne porte aucun vêtement superflu, qui se lave la poitrine avec de l'eau froide et qui sort le matin de bonne heure. Ce sont ces habitudes, unies à l'exercice, à un régime substantiel, qui constituent les meilleurs préservatifs de la phthisie.

Ordonnez à votre malade de renoncer au thé, surtout le soir, et aux liqueurs frelatées. Prescrivez-lui de manger trois fois par jour de la viande fraîche de bonne qualité, avec un ou deux verres de vin, à dîner; de boire de bonne bière aux autres repas; qu'il se lève matin, qu'il déjeûne de bonne heure; qu'il n'attende pas le soir pour dîner; qu'il reste, lorsque le temps le permet, et selon ses forces, une ou deux et même quatre ou cinq heures en plein air; qu'il aille se promener dans une voiture de campagne, ouverte. Une bonne nourriture

(1) C'est ici le lieu de recommander les plus grands soins de propreté à l'égard des phthisiques. On ne doit leur permettre de cracher que dans un linge ou dans un crachoir humide, jamais sur le plancher de la chambre. Il est très-probable, en effet, que la maladie se propage par la *poussière des crachats desséchés* (Villemin). Il n'est pas encore prouvé qu'elle se transmette par les *sueurs*, ni par le linge de corps, ni de quelque façon autre que par la matière même du tubercule.

fortifiera sa constitution, et, *loin de déterminer une inflammation*, elle agira précisément en sens inverse. Il faut interdire les vêtements superflus; l'exercice doit être fait en plein air. Le malade se lavera la poitrine avec de l'eau vinaigrée qu'il fera chauffer, en hiver, pendant les premiers temps, puis il en abaissera graduellement la température jusqu'à ce qu'il arrive aux lotions froides. Si vous observez avec soin tous ces préceptes, vous aurez de grands succès dans le traitement préservatif de la phthisie. Les mêmes moyens, exercés avec ménagement, sont bons aussi dans la phthisie confirmée. (Graves, *Leçons de clinique*, tom. II.)

On a beaucoup parlé dans ces derniers temps des *cures de raisin* et de *lait*. Ces deux méthodes ne paraissent pas avoir trouvé grand crédit en France; la première est encore toute empirique, et la seconde est absolument rejetée par M. le professeur Fuster, qui regarde le *lait*, surtout dans la phthisie avancée, comme moins propre à relever les forces qu'à précipiter la prostration.

§ VI. — PRESCRIPTIONS THÉRAPEUTIQUES. — Venons maintenant aux *prescriptions thérapeutiques* signalées dans la deuxième note de M. Fuster, et qu'il faut remplir avec une souveraine attention, sous peine de compromettre le succès du traitement.

Nous ne pouvons mieux faire que de citer textuellement la note adressée à l'Institut, le 10 juillet 1865.

« 1° Dans les états les plus avancés de la phthisie et des maladies consomptives, il existe presque toujours un état de gastricité très-prononcé, se traduisant par du dégoût, de l'oppression, de la diarrhée, de la répugnance pour le traitement, etc.; il est indispensable de détruire cet état gastrique, sous peine de voir enrayer les progrès de l'amendement observé. Un émétique est alors l'agent le plus efficace pour écarter un pareil obstacle. Le meilleur de ces agents, parce qu'il est le plus approprié à la débilité profonde des malades à cette époque, me paraît être l'*Ipéca* qu'il faut administrer en poudre, dans un verre d'eau tiède, à la dose de 1 à 2 grammes, selon les âges et la susceptibilité des malades, de manière à obtenir quelques vomissements ou de simples nausées. Ce jour là on suspend l'usage du traitement fondamental et le régime alimentaire, sauf de légers potages, pour le reprendre dès le lendemain.

« L'intervention de cet émétique rétablissant la tolérance pour la chair crue et la potion alcoolique, ainsi que pour l'alimentation substantielle, ramène le progrès de l'amélioration de la maladie.

« On revient, au besoin, à l'usage de cet émétique autant de fois que l'état gastrique se reproduit (1).

« 2° Quand la chaleur, l'irritabilité et les sueurs consécutives de la fièvre hectique sont très-intenses et persistent pendant deux ou trois jours au plus après l'emploi du traitement fondamental, je m'efforce d'en faire justice en lavant tout le corps des malades avec une éponge trempée dans l'eau vinaigrée (une cuillerée à bouche de bon vinaigre pour deux litres d'eau), à la température actuelle de l'appartement. Cette lotion doit se faire rapidement, dans l'espace de quelques secondes. On sèche ensuite superficiellement la peau humectée avec un linge fin, et l'on recommence à deux ou trois reprises la même opération, à l'abri des courants d'air, au fort même de la fièvre et des sueurs.

(1) L'*hémoptysie* (crachement de sang) n'est pas une contre-indication pour l'emploi de l'*ipéca*, quand elle est peu abondante. Si elle est considérable, on la réprime soit par le *perchlorure de fer* (1 gramme dans une potion de 120 grammes), soit par le *seigle ergoté* (5 centigrammes d'extrait dans une potion de 120 grammes). On adjoint quelquefois à ces moyens les boissons froides ou même glacées, et la ligature des membres.

« 3° Lorsque le malade est encore assez charnu et surtout qu'il est atteint de diathèse humorale, telle que : *scrofules*, *herpétisme* (affections dartreuses), *syphilis*, etc..., on vient en aide à l'efficacité du traitement en pratiquant un exutoire (cautère), au moyen de la poudre de Vienne, sur les points les plus rapprochés des lésions locales. Ces fonticules sont entretenus soigneusement (1).

« 4° L'insomnie, l'irritabilité persistante, cèdent beaucoup plus facilement, de même que la toux, à l'administration de quelques centigrammes de belladone qu'à celle des préparations opiacées. La dose ordinaire ne doit pas dépasser 5 centigrammes d'extrait dans les 24 heures. On en interrompt l'usage pendant un jour ou deux, dès l'apparition de la dilatation des pupilles et, à plus forte raison, de quelques troubles intellectuels.

« 5° Les douleurs vagues ou fixes de la poitrine et des entrailles, s'effacent ordinairement par l'application d'un cataplasme sinapisé (un tiers ou moitié de farine de moutarde sur deux tiers ou moitié de farine de graine de lin) ou d'un vésicatoire volant.

« 6° Je me trouve bien d'associer à la potion alcoolique, par 24 heures, 1 gram. 50 centigr. d'iodure de potassium, dans les cas assez communs où la maladie consomptive semble avoir pour point de départ ou pour complication une affection scrofuleuse ou syphilitique.

« La dose de l'iodure est augmentée progressivement et poussée ainsi très-lentement jusqu'à 3 ou 4 gram. par jour (2).

(1) Ils doivent être plus ou moins multipliés, selon l'étendue des lésions. On aura soin qu'ils soient profonds, *cellulaires* et non seulement *cutanés*. Le séton donne aussi quelquefois d'excellents et plus rapides résultats, avec moins de douleur.

(2) Avec les formules et le dosage modifié de nos potions, l'iodure de potassium devra être administré séparément, dans un demi-verre d'eau sucrée qu'on prendra par cuillerées dans la journée, en dehors des heures de la potion alcoolique.

« 7° Aux périodes avancées de ces maladies, je supprime absolument tous les autres médicaments, tels que : huile de foie de morue, diète lactée, etc..., qui me paraissent moins propres à relever les forces qu'à précipiter la prostration.

« On doit être prévenu que le traitement que je conseille est toujours long et très-laborieux... »

Les malades ont parfois une répulsion invincible pour les lotions froides. Dans ces cas, il faut insister, et ce qu'ils n'acceptent d'abord qu'avec répugnance, ils le demandent bientôt comme un bienfait. (Dr Alvin.)

Il se présente aussi pour les femmes quelques indications spéciales qu'il faut remplir. Nous en laissons le soin à la sagacité du médecin ordinaire.

Nous n'ajouterons rien aux sages et minutienses prescriptions que l'on vient de lire. L'état des malades, leur constitution propre, les conditions hygiéniques et sociales dans lesquelles ils sont placés, peuvent modifier quelquefois les prescriptions thérapeutiques formulées par M. le professeur Fuster ; il peut aussi en surgir de nouvelles et d'inattendues ; nous ne pourrions y insister trop longtemps ici, sans outrepasser nos limites et empiéter sur l'initiative des médecins auxquels il nous suffit d'avoir exposé les pratiques fondamentales du traitement dont il s'agit.

Nous devons maintenant résumer les diverses affections dans lesquelles il a rendu les meilleurs services.

§ VII. — Indications. — Tout d'abord, les phthisies (1), ou, si l'on veut, la phthisie, entendue dans la large et vieille acception du mot, et dans le sens général d'*étisie, émaciation,*

(1) Nous conservons ce mot au *pluriel* et dans son vieux sens, dussions-nous encourir le blâme des néo-pathologistes organiciens ; ce mot et ce sens sont vieux et presque fossiles, nous l'avouons, mais ce sont de respectables

consomption, dernier terme des maladies dites *consomptives*, dont le foyer peut être dans le poumon ou dans d'autres organes, et dérivant toutes d'une perturbation profonde des fonctions organiques et surtout de la NUTRITION, par causes héréditaires, prédisposantes ou acquises.

Dans cette nombreuse classe *des phthisies*, de celles spécialement dont le foyer s'est fixé sur les poumons, distinguons maintenant :

1° La *phthisie* pulmonaire *ulcérative, non tuberculeuse* (pneumonie caséeuse, pneumonie chronique destructive, tuberculose infiltrée, etc., de Niemeyer et autres auteurs), ou *pneumonie scrofuleuse consomptive* (de Graves), suite, d'après les premiers, d'inflammations chroniques *destructives* avec fonte du parenchyme pulmonaire; suite, d'après le second, d'une sorte d'*inflammation scrofuleuse*, distincte des phlegmasies franches et normales.

Niemeyer et ses adhérents sont en cela peu d'accord avec certains médecins français, dont les uns (Andral, Hérard et Cornil, Bouchut, etc.) refusent d'admettre toute phthisie *non tuberculeuse*, et dont les autres, tout en l'admettant, lui refusent toute origine franchement inflammatoire (Laënnec, Fuster, Jaccoud, etc., d'accord avec Graves).

Cette forme de phthisie est fréquente et le terme habituel, soit de la *pneumonie chronique* et du *catarrhe chronique* négligé, soit, d'après Graves, de la maladie scrofuleuse, souvent héréditaire, soit enfin de la plupart des causes dépressives (mauvais état de la nutrition, diabète, chlorose, etc.) qui amènent le dépérissement et la consomption, et qui sont indiquées dans le paragraphe suivant, sauf la *poussée tuberculeuse* et la *contagion* qui distinguent et séparent ces deux formes de la maladie.

vestiges de la tradition des grands maîtres, et ils expriment clairement et brièvement la dernière période des maladies consomptives, dans quelque organe que réside la cause de la consomption.

2° La *phthisie* pulmonaire *tuberculeuse,* ou mieux, *tuberculose* pulmonaire, la plus fréquente de toutes les phthisies et de toutes les maladies, distincte de la précédente, et reconnaissant pour causes, d'après les plus récents travaux : le *mauvais état de la nutrition*, la *faiblesse de la constitution*, une *prédisposition héréditaire* (Niemeyer), la *constitution scrofuleuse* (Graves, Milcent, Jousset, Bouchut, Cornil), certaines influences déterminantes, telles que la chlorose, le diabète sucré (Trousseau), les exanthèmes aigus ou chroniques, le typhus, l'allaitement prolongé, la syphilis tertiaire, les maladies débilitantes, les grands excès, les passions, les chagrins prolongés, le travail intellectuel excessif, certaines professions exercées au sein d'une athmosphère chargée de poussières, etc..., enfin, d'après quelques auteurs français, la *diathèse tuberculeuse* et la *contagion* (?) (Villemin).

Avis important. — Une des difficultés de la pratique est souvent de pouvoir préciser assez tôt s'il s'agit d'une *phthisie* à son début ou de quelqu'autre affection plus ou moins grave des poumons. On rencontre fréquemment chez les jeunes sujets (surtout blonds, lymphatiques ou scrofuleux), après une croissance rapide, et chez des sujets plus âgés, après quelques excès de travail, de fatigue, de privation, etc., le sommet de l'un ou des deux poumons affecté d'une gêne d'abord légère et peu remarquée, mais bientôt progressive et inquiétante. Alors apparaissent aussi quelques râles secs ou humides, avec légère diminution du murmure respiratoire, sub-matité insignifiante encore, *petite toux sèche, opiniâtre,* ou expectoration rare et non caractéristique ; il se manifeste en outre *un peu de fièvre* et d'oppression, quelques légères *hémoptysies;* les traits *pâlissent,* ou quelquefois les joues s'empourprent et se décolorent alternativement; les paumes des mains sont brûlantes; le système nerveux devient très-irritable; l'*amaigrissement* se déclare. L'appétit cependant, et les forces n'ont pas encore subi d'altération sensible, etc...; mais l'alarme est déjà dans la famille, et le médecin se demande s'il se trouve en présence d'une *phthisie* qui débute ou de quelqu'autre phénomène accidentel de congestion passive ou d'hypérémie du poumon.

Notre traitement est-il indiqué dans ces cas?

Il est de la dernière importance pour le médecin d'analyser avec le plus grand soin les symptômes et de préciser le diagnostic. Or, il est heureusement rare qu'après plusieurs visites le médecin qui aura pris soin de se bien renseigner sur les circonstances occasionnelles de ces accidents, sur les antécédents de la maladie et de la famille, sur le tempérament, l'âge et l'hygiène du malade, ne puisse bientôt formuler une opinion plus que probable. Il se rappellera les caractères spéciaux que nous allons résumer (voir page 69) et la marche rapide de la *phthisie aiguë* et de la *tuberculose miliaire*, et par une saine interprétation des faits, cherchera à dégager le mieux possible son diagnostic. Il s'agit maintenant de préciser le traitement. Eh bien, nous affirmons, qu'en dehors de ces deux dernières contre-indications et de quelques autres que nous signalerons tout à l'heure, un clinicien attentif trouvera presque toujours, dans les cas dont nous parlons, une indication positive de notre médication fondamentale.

En effet, la croissance rapide, le lymphatisme ou la scrofule, l'anémie ou la chlorose, un commencement d'*amaigrissement*, les *hémoptysies*, la *toux opiniâtre*, le *pouls fréquent*, la *pâleur*, la *respiration accélérée* et d'autres circonstances très-caractéristiques lui feront bientôt voir que le malade est déjà sous l'empire d'une des grandes causes de dépérissement que nous avons énumérées ci-dessus. Le médecin assiste aux débuts insidieux de la maladie, et, s'il veut sauver son malade, il ne doit pas perdre de temps dans une expectation fatale ou en des médications plus ou moins incertaines, telles que le *lait d'ânesse*, les *sirops pectoraux*, les *escargots*, etc., qui peuvent être utiles tout à fait au début de certaines bronchites hibernales chez des sujets nerveux, irritables, catarrheux, mais qui deviennent préjudiciables dès que la vie nutritive est en souffrance et que les forces périclitent. C'est le cas, au contraire, d'entreprendre immédiatement la médication reconstituante et l'usage des alcooliques à très-petite dose, tels que nous les avons formulés.

Nous le redisons encore, et c'est le sentiment de M. le professeur Fuster, on se fait un épouvantail du nom seul d'*alcool* et des alcooliques; on oublie trop vite que si des médecins habiles et sérieux administrent ces agents avec succès et à *haute dose* dans des cas suraigus de pneumonie et d'autres maladies, ils ont encore moins d'inconvénients quand on les administre *fracta dosi* dans des états *chroniques dès leur début*, à des malades qui manifestent déjà des troubles évidents de la grande fonction de nutrition, et des prédispositions visibles au dépérissement fatal qu'il s'agit de conjurer.

C'est ici surtout que les ressources hygiéniques énumérées plus haut sont de la plus grande utilité, et que le médecin doit être attentif à y insister plus encore que sur les ressources thérapeutiques accessoires dont nous avons aussi parlé.

Nous avons insisté un peu longuement sur ce point de pratique, parce qu'il pourrait embarrasser beaucoup de familles et de malades, et donner occasion à quelque doute chez plusieurs médecins.

En résumé donc, les maladies qui requièrent notre traitement complet, sont :

Toutes les phthisies à marche *chronique*, quelle qu'en soit la cause, et spécialement la *phthisie pulmonaire* à *tous les degrés*, et même à son début, dès que la vie nutritive est en souffrance.

En outre : le *catarrhe chronique des bronches*, surtout à sa période consomptive. — L'*anémie* consécutive aux grandes pertes de sang. — Le *marasme*. — Diverses *cachexies* consomptives et maladies constitutionnelles : *Chlorose*. — *Diabète sucré.* — *Albuminurie.* — *Intoxication palustre.* — *Rachitisme.* — *Herpétisme.* — *Scrofules.* — Le traitement est également efficace dans les *fièvres nerveuses chroniques.* — Les *débilités* consécutives aux excès de tout genre et à l'insuffisance des aliments. — La *dyssenterie chronique.* — L'*infection purulente.* — Les suites de *longues maladies aiguës* ou des grandes opérations suivies de *vastes suppurations*, etc., etc., et d'une manière générale, dans toutes les affections prolongées où l'on reconnaît aisément que la somme des déperditions ou des déchets l'emporte sur celle des réparations de l'économie et où la résistance vitale est prochainemunt menacée.

§ VIII. — Contre-indications. — Il est essentiel de faire remarquer qu'il ne saurait être question de l'emploi de notre traitement dans les cas de *phthisie* tuberculeuse *aiguë*, *rapide* ou *galopante,* qu'elle survienne d'emblée ou dans le cours d'une phthisie chronique, à la suite d'une pneumonie, d'une hémoptysie, d'une fièvre typhoïde, d'une pleurésie, d'une rougeole (Trousseau), d'une coqueluche (id.), etc... Celle-ci se manifeste par une fièvre ardente dès le début, par des troubles digestifs et des symptômes généraux graves, comme dans toutes les fièvres intenses, et le plus souvent, sous le masque d'une fièvre catarrhale, d'une fièvre gastrique ou d'une grippe. La maladie ne dure que peu de mois ou cinq à six semaines. (Niemeyer, Trousseau.)

Le traitement est encore contre-indiqué dans les cas de *tuberculose miliaire aiguë* (Niemeyer), que beaucoup d'auteurs confondent avec la précédente, mais qui s'en distingue par la formation rapide de nombreux *tubercules miliaires,* aussi bien dans le poumon que dans d'autres organes, spécialement dans le cerveau (méningite tuberculeuse), le foie, la rate et les reins. Dans cette maladie, la marche est encore plus rapide, la fièvre plus intense, le collapsus plus profond, le caractère plus pernicieux que dans la précédente. On peut même aisément la confondre, au début, avec une fièvre intermittente et avec le typhus. Elle dure à peine quinze jours ou trois semaines, et quelquefois moins encore.

La *pneumonie* aiguë (fluxion de poitrine) (1), qui viendrait affecter un des poumons resté sain, ou même un poumon déjà tuberculeux, — la *méningite*, — le *croup*, etc..., survenant à titre de complication, seraient aussi des contre-indications.

L'*entérite aiguë* ou l'*entéro-colite*, chez les enfants, exigeraient aussi, pour un temps, la suspension des potions alcooliques, sinon de la *Musculine*.

Les HÉMOPTYSIES (crachements de sang) rares ou fréquentes, légères ou abondantes qui surviendraient, soit avant, soit dans le cours du traitement, ne sont pas une contre-indication formelle. Cette complication, en effet, comme la diarrhée, les sueurs, la fièvre, etc., est une voie ouverte au dépérissement, cause de la phthisie, et il faut, sans craindre de commencer ou de continuer le traitement, y porter remède, de même qu'aux autres complications, par les moyens dont nous avons parlé plus haut.

On rencontre un assez grand nombre de malades dont le symptôme le plus fatigant est une *dyspnée* intense, avec des *palpitations de cœur* si rapides, que la marche et le moindre exercice leur deviennent extrêmement pénible, alors même que leur *état général est satisfaisant*.

Le médecin doit être ici attentif aux complications du côté du cœur qui, dans certains cas, deviennent une contre-indication expresse du traitement. Ainsi, il peut arriver, rarement il est vrai, que le malade soit atteint d'une *hypertrophie du cœur*,

(1) Nous exceptons aussi la *pneumonie*, du moins chez les sujets encore jeunes et non épuisés, tout en laissant cependant aux médecins la liberté d'employer l'*alcool* selon la méthode de Todd, s'ils le jugent à propos, après examen attentif des indications.

celle-ci et la dominant entièrement. Dans ce cas qu'il faut éclaircir en remontant aux antécédents de la maladie, le traitement, loin d'être avantageux, ne pourrait être que fatal, à moins que antérieure à la lésion pulmonaire, et même, cause active de la maladie ne fût arrivée à cette période qui caractérise la *consomption.*

Quant à la dyspnée et aux palpitations reconnues comme symptômes *consécutifs* à la lésion pulmonaire, elles sont, au contraire, une indication urgente du traitement.

Nous l'avons dit plus d'une fois, le traitement ne s'adresse, en général, qu'aux affections à marche lente, chronique, qui altèrent profondément la nutrition, affaiblissent la résistance vitale et précipitent tout l'organisme dans l'appauvrissement et la consomption. Il ne faut pas perdre de vue cette indication générale qui résume toutes les autres. En agissant en dehors de ce principe, le médecin ou le malade s'exposeraient à des accidents qu'il est de notre devoir de prévenir.

MODE D'ADMINISTRATION ET DOSES

Nous avons déjà dit que les avantages du traitement avaient été souvent compromis par des hésitations inopportunes relativement à l'usage trop redouté des préparations alcooliques. Nous pourrions relever aussi à bon droit des hardiesses et des témérités plus inopportunes encore, que nous ne pouvons excuser que par le vague et le désaccord des formules publiées jusqu'ici.

Aujourd'hui, ces hésitations et ces témérités ne sont plus possibles, si on veut bien prendre en considération tous les détails dans lesquels nous sommes entrés dans ce travail. Mais il y aurait lieu encore à quelques incertitudes, si nous ne faisions pas ressortir ici de quel avantage et de quel intérêt il est pour les malades et pour les médecins de pouvoir compter sur des formules authentiques, dressées et approuvées par l'auteur du traitement, et sur des préparations rigoureusement titrées et dosées. Les malades n'ont désormais qu'à suivre littéralement les prescriptions qui vont suivre; c'est l'expérience qui les a dictées et confirmées; elles doivent seules faire autorité et guider la marche à suivre pour arriver à de véritables succès; nous déclarons ici formellement décliner toute responsabilité à l'égard des suites que pourrait avoir tout autre manière d'employer les spiritueux et d'instituer le traitement des redoutables maladies dont il est question dans cet écrit.

Les Potions alcooliques sont délivrées sous trois *titres* ou trois *dosages* différents, qui permettent d'adapter le traitement aux diverses susceptibilités des malades; elles sont désignées sur l'étiquette des flacons par trois numéros correspondants, le n° 1 représentant la plus faible, et le n° 3 la plus active.

On les administre par cuillerées à potage, quatre fois par jour, une cuillerée de quatre heures en quatre heures en dehors des repas et des heures du sommeil de la nuit.

Tous les malades, même ceux qui, avant leur maladie, ont usé ou abusé des boissons alcooliques, doivent commencer par la potion n° 1, dont on continue l'usage pendant douze jours. Trois flacons n° 1 sont nécessaires au début du traitement, chacun étant pour quatre jours. Après ce temps on passe à la potion n° 2, qu'on prend aussi de la même manière et pendant le même temps. On en vient ensuite à la potion n° 3, qu'on continue également pendant douze jours. On recommence ensuite l'usage des trois potions dans l'ordre prescrit, concurremment avec la *Musculine-Guichon*, à la dose de 25 à 30 tablettes par jour, pendant toute la durée du traitement.

Nous avons précédemment parlé du régime ordinaire, indépendant des éléments essentiels du traitement. (Voir page 56).

Chez les très-petits enfants qui ne mangent point, on s'en tiendra à la potion n° 1, qu'on administrera comme ci-dessus, mais par cuillerées à café seulement.

On n'emploiera la potion n° 3, d'après les règles prescrites, que chez les sujets âgés de plus de quinze ans.

Les personnes délicates, comme les jeunes femmes et les jeunes filles qui répugneraient à accepter la potion n° 3, dont le titre est plus élevé et le goût plus marqué, pourraient s'en tenir au n° 2, ou même au n° 1, selon leur susceptibilité et les effets qu'elles en retirent.

CONCLUSION

Nous terminons ici ce travail, que nous nous sommes efforcés de rendre clair, instructif et pratique. Nous avons compris, dès le début, quelle grave responsabilité allait peser sur nous, et nous nous sommes étudiés à ne rien avancer, dans cette grave matière, qui n'eût déjà reçu la sanction des maîtres de la science et des praticiens expérimentés.

La phthisie peut guérir.... Tous les grands maîtres le proclament et les annales de l'Art en fournissent des preuves irrécusables. On a lu plus haut les affirmations nettes et précises de quelques professeurs éminents, celles aussi qui établissent les avantages de notre traitement, et on va lire encore un peu plus loin les succès qu'il a donnés entre les mains d'autres médecins sérieux et compétents.

Le moment nous a donc paru opportun pour réagir par cet écrit contre un dernier reste de ce scepticisme médical qu'il est urgent de faire disparaître, et contre ce découragemcnt fatal qui opprimait tant de malades laissés sans espoir et quelquefois sans remèdes.

Aucune maladie, d'ailleurs, n'a la puissance de passionner l'esprit du médecin à l'égal de celle dont il s'agit ici. Mais c'est peu encore de passionner l'esprit; elle va plus profond, et, comme le dit si bien l'illustre professeur de Dublin, elle fait naître une profonde et affectueuse sympathie chez le médecin, chez les amis et les parents ; elle inspire également à ses victimes une touchante mélancolie, elle exalte leurs sentiments, leurs vertus et leurs affections, et excite au plus haut degré, chez les autres, l'attendrissement et la pitié. Combien de familles, hélas ! ont vu frapper, sur le seuil même de la vie, leurs enfants les plus beaux et lesplus heureusement doués ! (Graves.)

Mais il nous eût semblé trop peu de n'avoir à manifester que des sentiments d'une stérile commisération ; nous avons voulu faire davantage, et, quel que soit le sort réservé au traitement que nous préconisons, nous n'avons pas hésité, en présence des documents officiels et des faits authentiques exposés dans ce travail, à donner aux malades des marques plus efficaces de notre sincère dévoûment.

Aurons-nous réussi ?

Puisse, du moins, cet écrit, provoquer le zèle des pionniers de la science et de ces hommes au cœur généreux qui repoussent la doctrine fatale de l'incurabilité de la phthisie ! Qu'ils se mettent à l'œuvre avec confiance et courage ; la question est en progrès, et nous appelons de tous nos vœux le succès complet de tant d'efforts tentés à cet égard depuis quelques années. La lumière commence à poindre, grâce aux travaux importants de quelques médecins français ; peut-être nous sera-t-il donné de la voir un jour dans tout son éclat.

En attendant, nous estimons que ce serait à un homme de l'Art une gloire sans égale et un droit acquis à la reconnaissance universelle, que d'avoir fait luire ne fût-ce qu'un peu de clarté dans une question si complexe, et d'avoir fait renaître un peu de joie et d'espérance au cœur de tant de familles désolées et de tant de malades désespérés !...

C'est dans ce noble but que nous avons écrit ces pages.

CH. DE C...

FIN

(Voir page 89 la série de lettres authentiques relatives aux effets combinés de la viande crue ou *Musculine-Guichon* et des *Potions alcooliques*.)

PIÈCES JUSTIFICATIVES

DU CHAPITRE PREMIER

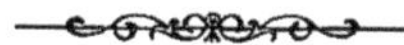

Extrait des lettres relatives à l'emploi et aux effets de la MUSCULINE-GUICHON *administrée* SANS *le concours des* POTIONS-ALCOOLIQUES.

Pour ne pas donner à cette brochure une étendue fatigante, nous sommes contraints de ne citer qu'un nombre très-restreint de lettres authentiques concernant les effets de la *Musculine-Guichon* prise isolément, à titre d'analeptique ou de médicament. Nous choisissons celles dont les auteurs ont bien voulu nous permettre la publication pour l'instruction et le bien de nos lecteurs.

Nous en recommandons expressément la lecture; ces documents, en effet, sont une preuve évidente et d'autant plus sincère de la vérité, qu'ils nous ont été adressés sans aucun soupçon d'une publicité future, et qu'ils ont ainsi toute la spontanéité de la gratitude.

N° 1971

A MESSIEURS LES ADMINISTRATEURS DU BUREAU DE BIENFAISANCE,

Témoin de vos efforts incessants pour améliorer, à Grenoble, le sort de la classe pauvre, je viens vous soumettre une proposition qui intéresse au plus haut degré la partie la plus souffrante de cette classe, les enfants.

Débilités au moment du sevrage par une nourriture insuffisante et qui est loin d'être appropriée aux besoins d'estomacs si délicats, les enfants de la classe indigente sont presque tous atteints d'inflammation du canal digestif. *vomissements, diarrhées*, qui nous enlèvent presque fatalement un grand nombre de ces petits êtres...... Je crois que nous pourrions utilement avoir recours à cette préparation *si nourrissante* : la *Musculine Guichon*.... Je puis vous assurer que dans la clientèle riche, j'en ai retiré des résultats inespérés.....

Signé : Dr Bisch,

Chevalier de la Légion d'honneur, médecin des hôpitaux et du bureau central de bienfaisance.

MAIRIE DE GRENOBLE. — BUREAU DE BIENFAISANCE.

Grenoble, 26 septembre 1868.

MONSIEUR LE SUPÉRIEUR,

Notre médecin qui est un homme très-distingué et en qui nous avons une confiance illimitée, nous engage à nous adresser à vous afin d'obtenir les meilleures conditions possibles pour la *Musculine Guichon*, que vous fabriquez. Nous ne devons pas avoir d'hésitation si nos pauvres doivent en retirer un grand bien-être, malgré nos ressources un peu exiguës et toutes réglées par avance.......

Les administrateurs du bureau de bienfaisance,

Signé Baraul, Bernard, Vellar.

No 1376

Forcey, le 21 août 1868.

.... J'ai été vraiment heureux d'avoir rencontré cet inappréciable aliment pour me rendre, je dirai presque, la vie. J'étais dans un état d'épuisement dont je n'espérais pas me relever. Mon estomac ruiné par la maladie et la fatigue se révoltait contre toutes sortes d'aliments. Quelques cuillerées de bouillon léger ne digéraient que difficilement ; la faiblesse était extrême. Je n'eus pas plutôt sucé quelques tablettes de *Musculine* que je me sentis revivre. J'augmentai chaque jour, et après 8 ou 10 jours, je pus digérer un peu de viande, puis du pain dont je n'avais pas goûté depuis plusieurs semaines ; aujourd'hui je suis assez bien rétabli, et je le dois, j'aime à le répéter, à votre excellent aliment.

LEDOUX, curé de Forcey (Haute-Marne.)

Nº 2203

Saint-Georges-sur-Loire (Maine-et-Loire), 14 et 21 janvier 1869.

Ayant été très-satisfait de l'administration de votre excellent remède dans l'état d'affaiblissement général, dans la gastralgie, dans la convalescence des fièvres typhoïdes, je vous adresse un mandat pour que vous ayez la bonté de m'expédier de nouvelles boîtes........ la *Musculine* m'a procuré plusieurs succès dans la *gastralgie ;* les malades refusant toute nourriture ont accepté avec plaisir votre préparation. Elle pourra être fort utile pour la convalescence des fièvres graves, surtout dans la *fièvre typhoïde.* J'en ai administré à un malade qui s'en est très-bien trouvé, supportant difficilement d'autres aliments, Je crois, en résumé, que la *Musculine,* que l'on prépare avec tant de soin dans votre monastère est un aliment excellent et très-agréable.

Veuillez agréer, Monsieur le procureur......

Sosthène BRECHET, Dr médecin.

Nº 939

Villes (Vaucluse) 7 décembre 1868 et 20 janvier 1869.

J'ai l'honneur de vous envoyer la somme de..... Je ne puis trop louer votre *Musculine ;* mon fils, affaibli depuis quelque temps par les études, a été radicalement guéri et dans très-peu de jours par les bons effets qu'elle a produits sur ses digestions. Soyez persuadé que je ne l'oublierai jamais et que je ferai tout ce qui dépendra de moi pour en propager l'emploi.

Daignez agréer....

MOURIER, Raymond.

N° 1761

PAROISSE D'ANOST. — DIOCÈSE D'AUTUN.

---

27 août-5 septembre 1868 et 20 janvier 1869.

MON RÉVÉREND PÈRE,

Je suis heureux de vous déclarer que tout ce que vous dites dans votre prospectus au sujet de la *Musculine-Guichon* n'est pas exagéré. J'en ai fait l'expérience chez des personnes qui me sont chères. — Votre préparation a produit un bon résultat; je ferai tout ce qui sera en mon pouvoir pour en propager l'usage. — Les excellentes qualités de votre analeptique se font de plus en plus connaître; outre les bons résultats produits par cette précieuse préparation et dont je vous ai parlé dans mes lettres précédentes, je puis vous en signaler un autre qui m'est personnel. Lorsque je suis obligé de parler à voix basse, ce qui n'est pas rare, vous le savez, dans notre saint ministère, j'éprouve à la poitrine je ne sais quelle fatigue indéfinissable accompagnée d'un pénible enrouement. Or j'ai constaté à mon avantage que toutes les fois que dans ces moments de fatigue j'ai fait usage de votre bienfaisante préparation, je n'ai absolument point senti ces affections douloureuses. Mon vénéré curé qui connaît ce bon succès m'engage à vous en donner connaisssance et s'est offert à appuyer ce que je viens de vous signaler de sa propre signature.

Recevez mon Révérend Père ....

DEGUIN, vicaire.

J'offre mes hommages respectueux aux RR. Pères trappistes des Dombes et leur atteste la vérité du récit de l'abbé Deguin, mon digne vicaire.

MARILHER, curé.

N° 1005

COMMUNAUTÉ DE N.-D. DE CHARTRES.

Chartres, 9 décembre 1868.

VÉNÉRÉ FRÈRE,

« . . . . Les deux malades pour lesquelles nous vous avons demandé de la *Musculine* sont maintenant en état de supporter d'autre nourriture. L'une d'elles était réduite à un tel état de faiblesse qu'on a longtemps été persuadé qu'elle y succomberait. La moindre nourriture ajoutée à un peu de bouillon devenait l'occasion de névralgies de tête dont les douleurs nous désespéraient et réduisaient la malade à ne pouvoir même entendre parler auprès d'elle. On essaya alors la *Musculine*, un fragment de tablette, d'abord, puis *une* entière, puis *deux* et trois et plus par jour; maintenant elle mange ses repas ordinaires, comme avant sa maladie qui date depuis un an. L'autre malade ne mangeait plus, depuis cinq ans, ni pain, ni viande, ni quoi que ce soit qu'un peu de chocolat sec. Elle vomissait fréquemment et ces vomissements extrêmement pénibles duraient des heures entières et finissaient par amener du sang à pleines cuvettes et une longue syncope. Les médecins ne pouvaient définir sa maladie. Tout le mal est à l'estomac et aux entrailles. Depuis qu'elle a pris de la *Musculine*, tous les accidents ont beaucoup diminué ; elle ne vomit plus guère que tous les 5 jours, les syncopes sont rares et durent moins, et elle prend maintenant son morceau de veau froid, tous les jours, sans pain ni bouillon.

Ayant constaté les bons effets de la *Musculine* sur nos deux chères sœurs je crois rendre un vrai service aux malades en leur faisant connaître et en m'employant, dans l'occasion, à faire apprécier ce médicament précieux et agréable à prendre . . . . »

SŒUR MARIE ERNESTINE,

Supérieure générale des filles de N.-D. de Chartres.

N° 2201

URSULINES DE TRÉVOUX (AIN).

De notre monastère de Immaculée Conception, 10 mars 1868, 9 janvier 1869.

MON RÉVÉREND PÈRE,

Veuillez, je vous prie, nous faire parvenir deux kilos de *Musculine*, — la dernière était parfaite et toute fraîche. Deux de nos sœurs font une grande consommation de ce remède que nous préférons à tout autre, vu son efficacité dans les maladies de poitrine, et toutes celles occasionnées par la débilité du tempérament. Chez l'une des malades atteinte d'une dangereuse *hémoptysie*, nous aimons à constater une amélioration très-marquée. L'hémoptysie n'a pas reparu depuis trois mois, et la malade a repris des forces, de l'embonpoint et de la fraîcheur. Chez l'autre, il y a eu d'abord plus de vie et diminution de sueurs nocturnes, et aujourd'hui la fraîcheur et l'appétit reparaissent.

Nous employons aussi la *Musculine* chez nos jeunes religieuses occupées à l'enseignement, et elles s'en trouvent bien.

Mais outre l'incontestable efficacité de la *Musculine* dans les maladies ou les fatigues dont je viens de parler, j'ai pu constater aussi qu'elle est d'une conservation inaltérable, pendant une année au moins, puisque j'en ai encore une provision à notre usage depuis le mois de février 1868, conservant actuellement toute son apparence, sa saveur et son efficacité.

Veuillez agréer, etc.

SŒUR SAINT-ANDRÉ,

Supérieure des religieuses Ursulines.

N° 2426

Saint-Chamas (Bouches-du-Rhône), le 16 décembre 1868.

MONSIEUR LE PROCUREUR,

Je suis heureux de joindre mes félicitations à celles que vous avez déjà reçues au sujet des bons effets produits par la *Musculine-Guichon*.

Votre préparation a parfaitement réussi chez ma fille, atteinte d'un *diarrhée* fort inquiétante,

Elle a réparé très-rapidement les forces chez une de mes malades *épuisée* des suites d'une hydropisie-ascite contre laquelle j'avais employé les meilleures ressources de l'art.

Elle a produit des effets avantageux bien marqués chez un vieillard atteint depuis deux ans de *vomissements opiniâtres*.

Je puis affirmer aussi que dans un cas de *gastrorrhée* très-grave, la *Musculine-Guichon* a été parfaitement supportée par un malade que le défaut de ressources a obligé d'en suspendre l'usage.

Votre préparation est la plus commode à administrer aux enfants, aux personnes qui éprouvent du dégoût pour tout aliment. Je lui reconnais une supériorité réelle et incontestable sur l'extrait de viande de Liebig dont j'ai prescrit l'emploi pendant plus de deux ans.

P.-S. — La *Musculine-Guichon* est à bon droit qualifiée d'aliment le plus nutritif et le plus précieux des analeptiques.

Je vous prie de m'expédier par le retour du courrier un nouvel envoi de douze boîtes........

Veuillez agréer, Monsieur le Procureur, etc.

GUIRAUD, Dr médecin.

Cognat (Allier), 8 et 20 janvier 1869.

N° 77

MON VÉNÉRÉ FRÈRE,

Je suis enchanté de l'effet merveilleux produit par votre *Musculine;* il est si rapide que peu de jours suffisent pour le constater, et je considère comme un devoir de vous communiquer les précieux résultats que j'en ai obtenus chez plusieurs jeunes malades atteintes de *chlorose* ou d'*anémie*. J'omets les premiers essais qui ont été des plus satisfaisants. Je ne citerai que mon dernier succès.

Une petite fille de douze ans, vive et joyeuse, de bon naturel, tomba dans une langueur profonde. La pauvre enfant devint chétive, pâle et triste. Toute nourriture commença de lui déplaire; elle fut prise d'une toux sèche et enfin d'une fièvre lente à marche incertaine. On craignait déjà dans la famille, et les personnes amies ne déguisaient pas leurs inquiétudes. Il en fut ainsi près de deux mois. Un jour on lui donne quelques tablettes de *Musculine.* L'enfant avait peine alors à en digérer deux ou trois par jour; mais elle prit goût à ce remède dont la forme et la préparation lui plaisaient. Bref, en un mois elle a pris tant d'embonpoint, elle a si bien recouvré ses forces et sa gaîté premières, qu'au témoignage de tous, elle est mieux qu'elle n'avait jamais été avant la maladie.

J'ai voulu, mon vénéré Frère, porter ce fait à votre connaissance et me servir de cette occasion pour vous témoigner la satisfaction profonde que j'éprouve de votre invention, elle ne pourra jamais trop se répandre, et il est souverainement utile qu'elle soit beaucoup répandue.

Agréez, mon vénéré Frère, etc.

AUG. DIAT, curé de Cognat.

Montélimar (Drôme), le 12 février 1869.

CABINET
DU SOUS-PRÉFET.

MON RÉVÉREND PÈRE,

Je vous suis très-reconnaissant de l'intérêt que vous voulez bien prendre à ma santé; elle est bien meilleure, grâce à la *Musculine-Guichon*, à l'usage de laquelle je me suis mis d'après votre conseil. J'en prends depuis trois mois, mon estomac s'en trouve à merveille, et j'en fais prendre aussi à mes enfants dont la croissance trop rapide m'inquiétait un peu. Ils mangent ces petites tablettes avec le même plaisir que de vrais bonbons. Ainsi donc nous vous devrons tous la santé.........

A. DELMAS, Sous-Préfet.

Orphelinat arabe de Ben-Aknoun, près Alger, 23 juillet 1868.

MON TRÈS-RÉVÉREND PÈRE,

Depuis la lettre que j'ai eu l'honneur de vous écrire en remercîment du généreux envoi de *Musculine* destiné par votre charité aux pauvres orphelins arabes recueillis par Mgr d'Alger, nous avons pu, grâces à Dieu, expérimenter les heureux effets de cette précieuse alimentation.

Nous avions alors plus de 300 malades, littéralement réduits par la famine à l'état de squelettes recouverts d'une peau livide et souvent ulcérée. La plupart ne pouvaient digérer aucune espèce de nourriture. Tous avaient besoin de *Musculine*; mais l'expérimentation porta spécialement sur les vingt garçons des plus exténués, et sur autant de filles. Le médecin de l'Orphelinat fut consulté, goûta lui-même de la *Musculine* dont il connaissait la réputation et approuva de tout cœur l'essai que nous allions faire. Plusieurs des enfants étaient déjà si faibles qu'ils ne prenaient plus de nourriture. On commença par quatre à six tablettes, que l'on partageait même pour les plus petits, et dès les premiers huit jours, les effets étaient sensibles, les forces revenaient.

Un enfant de douze ans ne pouvait faire deux pas hors de sa tente, et après quelques jours il était convalescent. Une fillette de deux à trois ans dont les jambes enflées tombaient en gangrène, et qui avait été trois fois à l'agonie, fut bientôt sur pied; aujourd'hui elle trotte comme une souris, et chante comme un pinson. Une poitrinaire de quinze ans était expirante; le lendemain de l'essai avec la *Musculine*, elle était mieux, et ce mieux se continue. C'est le plus beau résultat obtenu avec ce médicament...... Vous dire, Mon Révérend Père, combien nous vous sommes reconnaissants serait chose difficile; il y a de ces sentiments qu'on ne peut exprimer....... grâces soient rendues à l'inventeur de la *Musculine*; c'est vraiment Dieu qui l'a inspiré.......

La santé de nos enfants est excellente. Il faut les voir au travail, en récréation et à table!....... Ce ne sont plus les squelettes de cet hiver; nous avons là des faces à faire plaisir, et le reste à l'avenant. Partout gaîté, affection, intelligence, obéissance.......

Je suis avec un religieux respect, Mon Très-Révérend Père,.....

DUCAT M. S. J.,

Aumônier de Ben-Aknoun.

Nº 1718

Metz-en-Couture (Pas-de-Calais), 15 décembre 1868.

MONSIEUR LE PROCUREUR,

Je vous adresse le montant des vingt boîtes de *Musculine* que vous m'avez expédiées........ Votre bonbon analeptique est certainement le plus parfait que je connaisse. Il m'a donné de beaux résultats chez plusieurs *convalescents épuisés par de longues maladies, et dont l'estomac rejetait les aliments les plus digestibles.* Quelques jours de son emploi ont suffit pour rendre la digestion facile et relever les forces des malades. C'est une préparation appelée à rendre de grands services à la médecine; on ne saurait trop faire pour la répandre, et elle peut défier toutes les concurrences, car si on parvient à l'égaler, je crois qu'il sera impossible de la surpasser.

En attendant une nouvelle commande, veuillez agréer, je vous prie,.....

CHAPOTEL, Dr médecin.

Nº 217

Cunfin (Aube), 35 janvier 1869.

MON RÉVÉREND PÈRE,

.... Je vous remercie de votre précieux analeptique. Plus j'en use et plus j'en ressens les heureux effets, vingt à vingt-cinq tablettes me font un déjeuner parfait qui me restaure beaucoup mieux et me gêne beaucoup moins que tout autre aliment. Non content d'en user, je l'ai aussi conseillé à plusieurs personnes dont l'une atteinte de phthisie prononcée avec toux opiniâtre, amaigrissement visible, perte complète d'appétit et de sommeil, oppression et douleurs de poitrine. 1 kilo de *Musculine* a suffi pour faire disparaître ces accidents. L'autre souffrait d'un *ictère* (jaunisse), qui l'avait mise à deux doigts de la mort. Les médecins affirmaient que la malade succomberait aux suites de la maladie. Son estomac rejetait toute espèce d'aliment, et elle maigrissait à vue d'œil. Quelques boîtes de *Musculine* lui ont rendu l'appétit et les forces en moins de quinze jours.......

Ayez l'obligeance de m'expédier 2 kilos.

ROBERT, curé.

Moutiers (Loire-Inférieure), 26 janvier 1869.

.... C'est à la *Musculine* que je dois ma guérison. Je ne pouvais digérer qu'à force de pilules calmantes; mais aujourd'hui la *Musculine* m'a rendu la santé. Vous m'avez rendu un trop grand service pour que je ne vous en sois pas reconnaissant et je travaillerai à répandre vos précieuses tablettes......

MORISSET, vicaire.

Saint-Aubin-la-Lande (Gironde), 12 février 1869.

.... Laissez-moi ajouter deux faits à ceux que je vous ai déjà fait connaître :

Un enfant de huit mois avait tellement perdu ses forces qu'il ne pouvait porter sa tête, la *Musculine* l'a parfaitement rétabli.

Une petite fille de dix ans qui avait perdu tout appétit, ne l'a recouvré et n'a repris ses forces que par l'usage de la *Musculine-Guichon.*

Publiez, si vous le voulez, tout ce que je vous ai écrit.

PERCHOUX, curé.

Nº 2161

Monastère de Ste-Ursule-de-Baugency (Loiret), 13 novembre 1868.

MON RÉVÉREND PÈRE,

.... Une de nos religieuses nous est arrivée en un tel état de *consomption* que nous avions tout à craindre pour sa vie. La maladie datait de deux ans, et avait résisté à l'huile de foie de morue, au vin de quinquina, et aux soins les mieux entendus. Notre chère sœur ne supportait plus qu'avec souffrance la nourriture la plus légère. Lorsque je connus la *Musculine*, et que je voulus l'essayer sur notre malade, l'infirmière me répondit : *Il faudrait que ce remède eût le pouvoir de ressusciter les morts ; cette chère enfant n'en reviendra pas.* Fort heureusement l'oracle ne s'est pas réalisé. Depuis que la malade fait usage de la *Musculine*, l'amélioration est très-sensible. Elle a laissé tous ses autres remèdes, et on constate déjà un embonpoint et une fraîcheur de teint qui avaient disparu depuis deux ans. L'appétit est franc, les digestions excellentes, et nous la croyons en bonne voie de guérison.

J'ajouterai que plusieurs de nos petites élèves ont fait aussi usage de la *Musculine* dans leur convalescence de *fièvre typhoïde*, et ont vu leurs forces revenir comme par enchantement,

Nous vous offrons donc tous nos remercîments,..... etc.

SŒUR SAINTE-MARIE, supérieure.

Hôpital maritime de Saint-Paul (Ile-Bourbon), 3 juin 1869.

.... Un de mes confrères, le Dr Millet, frappé des heureux effets que j'ai obtenus avec la *Musculine-Guichon*, et appréciant de suite toute la valeur de ce médicament, me charge de vous en demander. Le pharmacien, M. Grelot, m'en demande aussi quelques douzaines de boîtes par le prochain courrier. Envoyez m'en, pour ma part personnelle, douze douzaines; il ne m'en reste que quelques-unes dont je ne veux pas me dessaisir avant l'arrivée du prochain envoi.......

CHAMOUSSET, médecin de la marine,

Prévôt de l'hôpital maritime de Saint-Paul.

PIÈCES JUSTIFICATIVES

DU CHAPITRE DEUXIÈME

Extrait des lettres relatives à l'administration SIMULTANÉE *de la viande crue* (*ou* MUSCULINE-GUICHON) *et des* POTIONS ALCOOLIQUES.

Tout lecteur comprend aisément quelle réserve nous est ici imposée : il s'agit le plus souvent, dans ces lettres, d'une maladie redoutable (la phthisie pulmonaire), dont le nom seul jette l'alarme et la consternation dans les familles, et que les médecins eux-mêmes ne pourraient divulguer sans compromettre sérieusement la gravité et la délicatesse de leur ministère. Nous ne citerons donc ni les noms des personnes, ni des petites localités où résident les médecins et les malades.

Nous éviterons aussi de cette manière aux personnes qui nous adressent leurs communications les ennuis d'une correspondance qui ne pourrait que leur être pénible et onéreuse.

On pourra, du reste, constater dans nos cartons l'authenticité des lettres que nous publions.

Nous donnons la première place au mémoire qu'a bien voulu nous adresser M. le Dr Alvin (avec permission de décliner son nom). Nous avons déjà parlé de cet honorable médecin, élève et secrétaire de M. le professeur Fuster, à l'époque de l'inauguration du traitement, à l'Hôtel-Dieu de Montpellier.

Les observations abrégées qu'il nous transmet ont été recueillies dans sa pratique particulière. On comprend de quelle autorité sont pour nous et pour nos lecteurs, des résultats obtenus par un médecin qui doit posséder à fond la doctrine et la pratique du maître et qui a su au moins les vulgariser avec talent et les appliquer avec sagacité.

Nous citons textuellement son mémoire.

Année 1866.

17 *malades*, — 9 *guérisons complètes*, — 5 *incomplètes*.

N° 1. — Madame la baronne de B...., fièvre nerveuse ayant amené, depuis plusieurs années de souffrance, la malade à un état de *consomption* des plus avancés. Syncopes toutes les cinq minutes. Vomissements incoercibles, et diarrhée colliquative.

Traitement. — Viande crue, de 100 grammes à 300 grammes par jour. Potion alcoolique, même en lavement. Guérison complète après dix à douze jours de traitement.

Cette guérison s'adressant à une personne très-haut placée a eu un grand retentissement.

N° 2. — Madame D...., *phthisique au* 3e *degré*. — Hémoptysies abondantes. — Sueurs. — Diarrhée colliquative. — Toux opiniâtre. — Expectoration abondante. — Abolition de l'appétit. — Maigreur effrayante. L'état se complique de fièvre intermittente rebelle.

Traitement. — Au début, vomitif avec 1 gramme 20 d'ipécacuanha, puis traitement mixte. Viande crue de 100 à 200 grammes par jour. J'administre simultanément la résine de quinquina à la dose de 3 grammes par jour pour combattre l'influence paludéenne,

Guérison complète après quatre mois de traitement.

N° 3. — Le jeune V., enfant de dix-huit mois.

Lienterie, avec vomissements incoercibles depuis dix-huit jours. — Maigreur effrayante.

Traitement. — Viande crue à la dose de 15 à 20 grammes par jour, avec la potion alcoolique par cuillerées à café.

Guérison rapide au bout de trois jours.

N° 4. — Mademoiselle F., âgée de 14 mois, même cas que le précédent, même traitement. Guérison.

N° 5-6-7-8. — Quatre enfants de un à trois ans, même affection que le n° 3, se compliquant de fièvre intermittente.

Traitement. — Le même que le précédent avec adjonction de frictions sur le ventre et sous les aisselles avec une pommade au sulfate de quinine.

Guérison complète après trois ou quatre jours de traitement.

N° 9. — M. B., âgé de 50 ans, affecté de *vomiques du poumon droit*, à la suite d'une pleuro-pneumonie arrivée au dernier degré de la consomption.

Traitement. — Viande crue, — 100 à 150 grammes par jour, potion alcoolique. Guérison après un mois de traitement.

N° 10-11-12.—Trois malades adultes, atteints tous trois de *phthisie pulmonaire* au 3e degré, se sont maintenus durant une année, grâce au traitement par la viande crue et la potion alcoolique; mais les lésions pulmonaires étaient tellement vastes, profondes, qu'il était impossible de compter sur une guérison complète.

Les cinq autres malades que j'ai observés cette année, dont deux seulement sont atteints de phthisie pulmonaire, résistent encore, grâce à la continuation du traitement du professeur Fuster de Montpellier, et je ne désespère pas de vous annoncer un jour qu'ils seront complètement guéris.

Vous voyez d'après les dix-sept observations que je vous soumets que je n'ai perdu que trois malades sur dix-sept.

J'ai été appelé auprès d'autres, sans doute, mais dans des cas tellement avancés qu'il aurait fallu l'intervention divine pour les sauver.

Année 1867.

N° 1. — Mademoiselle V., atteinte de *phthisie pulmonaire* au 2e degré. — Hémoptysies abondantes. — Sueurs nocturnes. — Inappétence, — est soumise déjà depuis deux ans, un mois par an, au traitement du professeur Fuster. Sa santé se maintient: elle est seule de trois enfants qui ont succombé, précisément à cet âge, à la cruelle maladie dont elle est atteinte. Ses crachements de sang ont disparu, ainsi que tous les symptômes perçus à l'auscultation. L'appétit renaît à chaque reprise du traitement.

N° 2. — M. N...., atteint d'une plaie gangréneuse énorme de la cuisse et du genou, était arrivé au dernier degré de la *consomption* accompagnée de fièvre hectique. Soumis au traitement du professeur Fuster, non-seulement il lui dût de ne pas succomber à l'abondance des déchets causés par une aussi vaste suppuration; mais encore je ne mets pas en doute qu'il ne hâta les progrès de la cicatrisation.

N° 3-4. — Deux malades atteints de *chloro-anémie* avec *anasarque généralisée*, à la suite de fièvres intermittentes rebelles. Traitement par la viande crue et la potion alcoolique avec adjonction de 4 grammes par jour de résine de quinquina. Guérison après deux mois et demi de traitement.

N° 5. — M. B...., âgé de 60 ans, *vomiques des deux poumons* à la suite d'une pleuro-pneumonie double, ayant résisté à l'action des Eaux-Bonnes ordonnées par un de mes confrères. Guérison après deux mois de traitement du professeur Fuster.

Cette personne qui était très-corpulente avant cette grave maladie, est aujourd'hui aussi replète qu'auparavant; elle est radicalement guérie.

Nous avons eu cette année une véritable épidémie de *lienterie*. Sur 60 cas au moins, soumis à mon observation, portant sur des enfants de six mois à quatre mois, arrivés au dernier degré de maigreur, sans que l'on pût arrêter la diarrhée ni les vomissements, je n'ai perdu que six malades auxquels il a été impossible de faire avaler les médicaments composant le traitement du professeur Fuster, de Montpellier.

Mademoiselle R..., jeune fille. Suppression des menstrues, causée par une frayeur, il y a près de deux ans. *Chlorose* consécutive ayant amené une *fièvre hectique*, des sueurs abondantes et un œdème généralisé; les ferrugineux sous toutes les formes lui avaient été administrés avec assiduité, sans résultat.

Soumise au traitement par la viande crue, à la dose de 60 grammes seulement par jour, et par la potion alcoolique, cette jeune personne a été complètement guérie après trois mois de traitement. Je dois ajouter que la malade avait été également soumise aux lotions froides et que j'avais appelé chaque mois le mouvement fluxionnaire périodique au moyen des sinapismes, comme du reste il est indiqué dans la seconde note de M. Fuster à l'Académie des sciences.

Il me reste à vous signaler pour cette année trois autres cas de *chlorose* moins graves que le précedent et qui ont cédé rapidement au même traitement.

Année 1868.

Je n'ai à vous signaler pour cette année qu'un seul cas de *phthisie pulmonaire au 3me degré* ; la personne soumise au traitement de mon cher maître est en voie de guérison malgré les occupations pénibles auxquelles elle se livre. Elle est contrainte par sa position à s'occuper des travaux des champs et ce rude labeur n'empêche pas que je constate chaque jour une grande amélioration dans son état.

Notre pays a été, comme les années précédentes, aux mois d'août et de septembre, éprouvé par une épidémie de *lienterie* chez les enfants en bas âge. Des cas aussi nombreux se sont présentés à mon observation et j'ai eu un succès plus grand encore, grâce au traitement par la viande crue et la potion alcoolique ; car il m'a été permis d'envoyer plusieurs de mes petits malades hors de la ville, loin du foyer d'infection.

J'ai à vous signaler également deux cas de *chloro-anémie* traités par ce procédé et radicalement guéris ; les ferrugineux avaient été impuissants. C'est la première fois que j'ai fait usage dans ma clientèle de la Musculine préparée par vos soins. Je l'ai aussi administrée à deux autres malades dont voici les observations succintes.

Madame B...., âgée de 65 ans, à la suite d'un catarrhe vésical qui n'a cédé qu'à un traitement très-long, est arrivée à un *état consomptif* des plus alarmants : — fièvre hectique, — sueurs abondantes, — maigreur effrayante, — abolition de l'appétit. Quelques frissons intenses me font craindre une infection purulente. Il répugne à la malade de prendre la viande crue ; elle en a un dégoût invincible. Aussitôt je fais usage de la Musculine et de la potion alcoolique. L'état général s'améliore en très-peu de temps, et, au bout de six mois, la malade peut retourner à ses occupations.

Madame T...., âgée de 23 ans. *Chloro-anémie* à la suite de fièvre paludéenne. — Suppression des menstrues. — Œdème généralisé. — Faiblesse extrême. — Inappétence. Encouragé par le succès précédent et voulant vérifier de nouveau l'efficacité de la Musculine, je la substitue dès l'abord à la pulpe de viande crue. J'ai eu le même succès. La malade a été guérie après trois mois de traitement.

Je m'arrête, mon Révérend Père, dans ma note, à la fin de l'année 1868. Je continue mes observations et je vous en ferai part au moment opportun, si cela peut vous être utile pour assurer le triomphe de la cause pour laquelle vous luttez avec tant de courage et de persévérance.

Dr Alvin.

N° 1.

Paris, 17 décembre 1865.

Résumé de six lettres de Mme *F....*

Enfant de 10 ans. — Fréquentes bronchites depuis l'âge de 7 ans. — Amaigrissement. — Croissance rapide, — a été atteint récemment de méningite tuberculeuse conjurée par une médication active ; le délire a cessé, mais une toux sèche et continuelle est demeurée ; diarrhée, sueurs nocturnes. Le médecin ordinaire a prononcé le mot fatal : *Phthisique.* Il n'a pas craint de dire plusieurs fois à la famille : *Votre enfant est perdu.* Désespoir immense de la mère qui s'adresse à nous pour le traitement. L'enfant a été pesé le 10 janvier 1866. — Poids, 27 kilog. 600 grammes. — Il y a 4 ans, il pesait 30 kilog.

Le traitement par la viande crue et les potions alcooliques est commencé. Viandes saignantes, bon régime, bon vin de Bordeaux ; au 10 janvier, grande amélioration : plus de sueurs, plus de diarrhée, bon appétit, grande surprise des amis qui craignaient de voir le malade expirer d'un jour à l'autre.

3 mars 1866. « Mon enfant va toujours bien : depuis six semaines, il ne tousse plus, il dort bien, son appétit est excellent et le mauvais temps seul l'empêche de sortir. Je l'ai pesé et j'ai trouvé en augmentation 3 kil. 400. — Le médecin ordinaire ne comprend rien à cette amélioration ; il ne veut pas démordre de son arrêt. C'est, me dit-il, *reculer pour mieux sauter.*

30 avril. — Mieux croissant. — Poids 33 kilog. 400, au lieu de 27 kilog. 600 du 10 janvier.

Mon enfant est sauvé, telle est la conclusion de cette lettre.

NOTA. — L'enfant a été revu à Paris, en 1867, et il était parfaitement bien portant.

Le 1er janvier, nous avons reçu de l'enfant et de la mère une lettre de remercîment dans laquelle ils nous confirment la guérison, et l'attribuent uniquement au traitement dont il s'agit.

Madame F.....

N° 2.

J'ai l'honneur de vous envoyer la note que j'ai fait rédiger par le Dr B..., relativement à notre malade.

(*Catarrhe pulmonaire chronique.*)

Le côté gauche a été le siége de trois vomiques. Le traitement par la viande crue et les potions alcooliques a été commencé le 2 mars 1866. — Le poids du corps à cette époque était de 55 kilog. 1/2. Le 17 mars (quinze jours après), il était de 57 kilog. La malade a plus de courage, très-bon appétit. Les couleurs et la santé reviennent peu à peu. Le côté s'améliore, et quoique il existe encore quelques bruits anormaux, néanmoins le murmure vésiculaire s'entend presque sur tous les points.

21 *mars* (19 jours de traitement.)

G....

N° 3.

J... (Yonne), 20 juillet 1865.

Je vous félicite bien sincèrement d'avoir eu l'heureuse idée d'appliquer l'usage de la viande crue au traitement des affections de poitrine. Je suis d'autant plus persuadé que vous devez par ce moyen triompher de cette terrible maladie que j'en ai moi-même obtenu des effets bien avantageux sur des enfants réduits à l'état de *marasme*, à la suite de *gastro-entérites* chroniques.

J'ai immédiatement appliqué votre méthode à quatre phthisiques, et tous, sans exception, éprouvent déjà un mieux sensible (après dix jours de traitement) et plus que jamais espèrent être bientôt guéris.

Tous absorbent avec plaisir la potion alcoolique.

Dr C...

médecin de l'hôpital civil et militaire de J.

N° 4.

Bordeaux, le 15 août 1865.

Permettez-moi de vous demander quelques renseignements relativement au traitement des maladies chroniques de la poitrine par la méthode indiquée par vous..... Je l'ai employé dans des cas en apparence désespérés, et les malades ont éprouvé un soulagement tellement extraordinaire que je vous avoue ne pouvoir me l'expliquer, ayant cru reconnaître dans le poumon des désordres irrémédiables.......

Dr G...

---

*N*o 5.

P. (Vaucluse), 18 mai 1866

Une demoiselle de dix-huit ans, d'un tempérament lymphatique dont les glandes cervicales s'étaient engorgées d'une manière indolente, l'année dernière, fut atteinte à la même époque d'un engorgement du tiers supérieur du poumon gauche accompagné de fièvre modérée, de dyspnée et de toux fréquente sans expectoration. Le bruit respiratoire de la partie du poumon malade était très-sensible et la matité très prononcée. Au centre de cet engorgement on entendit plus tard du gargouillement, et la pectoriloquie ne fut plus douteuse. L'état général s'améliora, mais au commencement de l'automne, la matité, la fièvre, la toux, la suffocation et la pectoriloquie reparurent avec plus d'intensité. Je la soumis alors à votre traitement. Sous son influence l'état général est revenu à son état normal, plus de fièvre, plus de toux, plus de matité, le bruit respiratoire libre partout, mais la pectoriloquie persiste. La cause est-elle à une dilatation bronchique, ou bien l'ulcère cicatrisé aurait-il laissé un espace vide ? Je l'ignore et je viens vous le demander.......

Dr B...

Nota. — Notre honorable correspondant était évidemment en présence d'une caverne cicatrisée.

No 6.

M.... (Basses-Alpes), le 2 septembre 1865.

J'ai lu avec infiniment de plaisir les détails du traitement. Je vais me hâter de l'appliquer avec la plus scrupuleuse exactitude.

J'ai déjà obtenu un succès inespéré par le simple usage de la *pôtion alcoolique*. Il s'agissait d'une demoiselle de cinquante-cinq à soixante ans, atteinte depuis trois mois d'une fièvre intermittente très-irrégulière, ave ictère très-prononcé, dégoût profond, *consomption manifeste*, plusieurs syncopes par jour, œdème des jambes, etc.; enfin la malade se jugeait perdue, et le plus vieux praticien du pays la déclarait incurable.

Je fus appelé ; mon premier soin fut de m'assurer s'il n'existait pas quelque lésion organique qui expliquât cette fièvre bizarre, rebelle au sulfate de quinine, dans nos contrées où les fièvres palustres sont rares et bénignes. Je m'arrêtai à la pensée d'une altération profonde de la nutrition, sans lésion d'organes, et je tentai de guérir ma malade par les reconstituants : *Quinquina, fer, nourriture succulente*, etc.... Je n'aboutis à rien; après un mois la diarrhée survint, puis des vomissements; je crus à une terminaison fatale. L'idée me vint alors d'essayer votre traitement. La malade commença par les *potions alcooliques ;* ce fut l'huile à la lampe qui meurt; dès le lendemain elle se sentit plus forte ; elle prit du bouillon, puis de la viande saignante.... C'était, au bout de quelques jours, une véritable résurrection. La joie revint dans la famille et aussi dans mon cœur.

Il me tarde d'expérimenter sur des phthisiques, et il n'en manque pas ici,.... etc.

Dr Ludovic V....

No 7.

L... (Tarn), le 30 décembre 1865.

.... Après une saison aux Eaux-Bonnes, ma sœur parut recouvrer une santé parfaite. Cependant un mois environ après son retour à L., elle contracta une bronchite qui, grâce à un bon régime et à quelques petits moyens, céda complètement au bout de six semaines. Néanmoins il restait un peu d'amaigrissement, de décoloration, et un léger retard s'était manifesté dans la menstruation.

Je pensai que le moment était venu d'employer votre traitement.

Le résultat a été excellent. Dès le quatrième jour, le peu de toux qui restait de la bronchite avait disparu. La menstruation suivante était régulière et normale; enfin l'embonpoint et la coloration sont redevenus plus satisfaisants que jamais.

Bref, après vingt-cinq jours de traitement, je ne vois pas lieu de le prolonger et je le suspends.

J'ai eu occasion de prescrire ce traitement à une jeune personne de vingt-six ans, d'une constitution délabrée, à la suite d'une bronchite chronique, et atteinte d'emphysème pulmonaire. Elle l'a suivi pendant vingt-cinq jours. Je la fis peser avant et après, elle avait engraissé de 3 kilog. 1/2. Inutile d'ajouter qu'elle était complètement remise......

Dr L. de V.

No 8.

Bruxelles (Belgique), le 25 avril 1868.

..... Une imprudence est survenue dans l'état de notre convalescente. Avec cette confiance que donne le succès, elle a fait à mon insu un petit voyage. Atteinte d'un refroidissement pendant le trajet en chemin de fer, elle s'est couchée, sans être suffisamment couverte, par une nuit froide, et elle nous est revenue avec tous les simptômes primitifs : fièvre, toux, sueurs, battements de cœur, le crachement de sang a seul fait défaut au cortége.

Je pense que sous quelques jours il sera possible de revenir à votre traitement. Il a eu tout d'abord un trop éclatant succès pour que nous puissions refuser de croire à un second résultat favorable, car, après tout, nous n'avons que les suites d'une imprudence.....

Dr M.......

No 9.

N...... (Belgique), 31 août 1865.

J'ai lu avec infiniment de bonheur ce qui concerne le traitement de la phthisie pulmonaire. Veuillez me permettre, au nom de l'humanité, au nom de la science, au nom de tant de familles, qui tous les jours ont à pleurer quelques victimes de cette affreuse maladie, de réclamer un mot de votre obligeance. C'est un malheureux père qui a déjà perdu, en peu de temps, deux de ses fils, et qui est au moment d'en perdre un troisième, qui me presse de vous écrire. Il voulait même partir immédiatement pour aller vous voir..... Le cas dont il s'agit présente des *tubercules* arrivés promptement à l'état de fonte; le poumon droit seul est malade, mais la lésion est étendue. Voilà cinq semaines que le traitement est commencé; il sera long, je le sais, mais croyez-vous qu'à force d'insister il y ait espoir de sauver ce jeune homme de dix-huit ans, ou tout au moins d'enrayer la marche du mal qui le consume?.....

2e Lettre du même. sept. 1865.

Que votre nom soit à jamais béni! J'éprouve la plus vive satisfaction à vous apprendre que la position du jeune malade, au sujet duquel j'ai eu l'honneur de vous écrire, s'améliore. Voilà un peu plus de six semaines que je l'ai soumis à votre médication, qu'il observe d'une manière scrupuleuse. Il y avait du gargouillement dans presque toute l'étendue du côté droit, une pectoriloquie des plus manifestes, une expectoration caractéristique et de l'essoufflement continuel, l'amaigrissement faisait de rapides progrès et la fièvre hectique était déclarée. Cet état avait été reconnu également par mon savant maître et ami, M. le professeur Craninx, de Louvain, qui avait porté aussi le pronostic le plus fâcheux. Mais quel n'a pas été son étonnement, comme le mien, en constatant que la lésion était considérablement réduite, l'expectoration presque nulle, la constitution en voie de se refaire, les forces rétablies.....

Je traite de la même manière une demoiselle de 33 ans, atteinte d'une fièvre lente, nerveuse, qui la mine depuis nombre d'années, et qui l'avait conduite au dernier degré du *marasme*, sa mort était attendue de moment en moment, et aujourd'hui elle renaît à la vie, au grand ébahissement de tous.

Je vais, dans mon service et ailleurs, me livrer sous ce rapport aux études et aux observations les plus minutieuses, et qui, j'espère, contribueront à assurer le triomphe de votre merveilleux et admirable traitement. Ce sera, je crois, travailler à la réussite d'une belle et sainte œuvre.

Dr H....., à N....... (Belgique).

N° 10.

Cambrai, le 10 juillet 1867.

(*Phthisie pulmonaire.*)

Je vous envoie sous ce pli les résultats de deux examens faits sur mon fils, le 2 avril et le 30 mai, par MM. B... et J..., médecins majors de

1re classe. Tous deux constatent une amélioration très-sensible, et j'espère atteindre bientôt à une guérison qui, à mes yeux et de l'avis des médecins les moins éclectiques, paraît certaine.

Poids à Lyon, janvier 1866 : 43 kil.
— à Bouchain, décembre 1866 : 47 kil.
— à Cambrai, juillet 1867 : 52 kil.

J..., capitaine au 78e.

N° 11.

C..... (Cantal), le 8 avril 1869.

(*Communiquée par un médecin*).

Monsieur et très-honoré Confrère,

Mon fils, âgé de 24 ans, d'un tempérament lymphatique nerveux, constitution délicate, élève de 4e année à l'école militaire de santé de Strasbourg, fut pris, il y a trois mois, sans précédents héréditaires, d'une vomique qui nécessita un renvoi immédiat dans ses foyers. Après ce grave accident la maladie sembla subir un point d'arrêt, mais il fut de courte durée et aujourd'hui l'affection suit une marche ordinaire.

Habitant un lieu éloigné de tout centre approvisionné de bonne viande de boucherie, je viens vous demander avec instance si la *Musculine Guichon* préparée au monastère des Dombes, conjointement avec les *potions alcooliques*, peut, sans inconvénients, remplacer la viande crue dont j'ai pu *constater les heureux résultats dans quatre cas très-avancés*.

En m'honorant d'une prompte réponse, vous rendrez un service signalé à un père justement alarmé.....

Dr R. de T.,

inspecteur des eaux thermales de B..., maire de.....

N° 12.

P... (Drôme), le 8 mars 1869.

(*Consomption.*)

Une jeune fille de 21 ans, après un fièvre typhoïde des plus graves, était tombée dans un état d'*émaciation* et de *marasme* qui la rendait incapable des moindre mouvements, voix éteinte, peau ridée, sèche et brûlante, fièvre continue, pouls misérable et dépressible (28 à 30 pulsations seulement par minute), dégoût insurmontable, ne buvant depuis trois mois que de l'eau pure, évacuations presque nulles, le bouillon par cuillerées ne peut être supporté. Je prescris la décoction de quina et, quelques jours après, les *potions alcooliques* et la *Musculine*, en commençant par six tablettes jusqu'à trente, graduellement et par jour. L'appétit reparaît insensiblement, les forces se relèvent, la fièvre s'efface, la peau s'assouplit, la malade se lève, l'estomac fonctionne et la convalescence se déclare. Il a fallu trois mois pour opérer cette transformation.....

Dr Seguy, père.

(N. B.) — Nous devons à l'obligeance de ce digne médecin d'autres observations pleines d'intérêt que le défaut de place ne nous permet pas d'insérer dans cette édition.

FIN

TABLE DES MATIÈRES

Pages.

CHAPITRE PREMIER.

CHAPITRE SECOND.

FIN DE LA TABLE DES MATIÈRES.

Lyon. — Imprimerie du *Salut Public*. — Bellon, rue Impériale, 33.

www.ingramcontent.com/pod-product-compliance
Ingram Content Group UK Ltd.
Pitfield, Milton Keynes, MK11 3LW, UK
UKHW020356230726
13925UKWH00003B/1151